Lob für „*Sehen Sie ihm nicht in die Augen!*"

Jeffrey Stephens: Meisterhypnotiseur Jon Chase ist ein herausragender Hypnotiseur und ein brillanter Lehrer. Mit diesem Buch schuf er ein wahres Kunstwerk. Enthalten ist der „reine Stoff" ohne Unsinn oder überflüssiges Material. Es beinhaltet alles, was eine Person, die ein Hypnotiseur werden möchte, benötigt. Es kümmert sich dabei jedoch nicht um zukünftige Hypnotherapeuten oder Psychoanalytiker. Dieses Buch präsentiert Fakten für diejenigen, die wieder zu dem zurück möchten, was die Gründer dieser Kunst jahrelang erfolgreich praktiziert haben. Induktion, testen der Hypnose, Heilsuggestionen anbringen und eine Auflösung, die den Klienten sich deutlich besser fühlen lässt, als dies zu dem Zeitpunkt als die Hypnose begann, der Fall war.

Ich habe mehr Bücher über Hypnose gelesen, als ich zählen möchte und dieses hier ist eines der nützlichsten, die ich je gesehen habe. Ich kann es nur wärmstens empfehlen.

Sehen Sie ihm nicht in die Augen!

Wie Sie ein selbstbewusster, authentischer Hypnotiseur werden

Jonathan Chase

Aus dem Englischen von Tanja Litzenberger

**Mein Dank und unsterbliche Wertschätzung an alle,
die dieses Buch kaufen.**

**Ohne Leute wie Sie würden Leute wie ich
nichts zu tun haben.**

Jonathan Chase

Inhalt

Danksagung

Es gibt ein paar Menschen, bei denen ich mich bedanken möchte:

Ich neige mein Haupt vor Menschen wie Charles Tebbetts, Jay Ruffley, Robin Colville, Jane Bregazzi, Clare Whiston, Jeff Stephens und allen anderen, die ich trainiert oder mit denen ich trainiert habe. Ich danke auch meinen Klienten und Schülern, sowie jedem, der mich dazu inspiriert, beeinflusst, geleitet oder mich schlichtweg bedroht hat, Ihnen dies hier zu geben.

Danke
  Jon

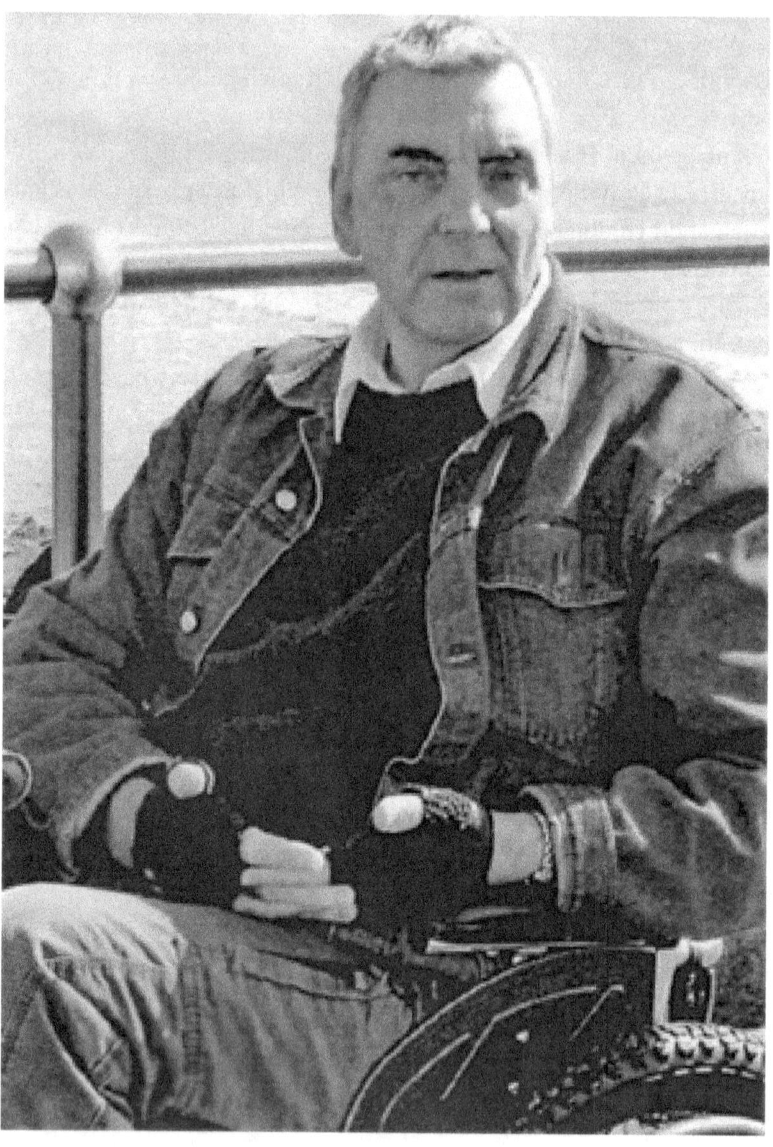

VORWORT VON ADAM EASON

Ich bin Jonathan Chase zum ersten Mal begegnet, als ich mich noch in einem sehr embryonalen Stadium meiner eigenen hypnotherapeutischen Karriere befand. Er nahm selten ein Blatt vor den Mund und war sehr oft witzig, doch vermittelte er mir immer jede Menge Informationen, die meine Neugier weiter anstachelten. Jon liebt die Kunst der Hypnose und das ist sowohl in seinem Schreibstil, als auch in persönlichen Gesprächen mit ihm spürbar.

Viele Menschen vermeiden das Thema Bühnenhypnose und einige rümpfen sogar die Nase, doch diejenigen, die dies nicht tun, wissen, was alles dazugehört, ein wirklich hervorragender Showhypnotiseur zu sein. Jon ist nicht nur eine der führenden Persönlichkeiten auf diesem Gebiet, sondern schrieb auch noch eines der besten Bücher zu diesem Thema, das mir über den Weg gelaufen ist (Deeper and Deeper – Secrets of Stage Hypnosis)… Und mir sind durchaus viele Bücher über den Weg gelaufen.

Ich fühlte mich sehr geehrt und freute mich darüber, als Jon mich bat, sein neuestes Buch vorab zu lesen und ein Vorwort dazu zu schreiben. Wie mit vielen Aspekten der modernen Hypnose haben Jon und ich unsere Meinungsverschiedenheiten oder Unterschiede in Wahrnehmung und Verständnis. Doch wissen Sie was? Jon schreibt in einem Stil, den ich als sehr angenehm empfinde. Selbst, wenn ich anfänglich nicht mit seiner Darstellung eines Themas einverstanden bin, schafft er es, dass ich das Thema aus einem anderen Blickwinkel sehen kann, und verändert die Grenzen meines Verständnisses so sanft und unterschwellig, dass ich kaum merke, was genau geschieht – das ist Hypnose.

Auch, wenn dieses Buch jeden informieren und herausfordern will, der mehr über Hypnose und ihre therapeutische Anwendung wissen möchte, schafft Jon es, einen lockeren und einfachen Schreibstil beizubehalten, auch dann, wenn es um sehr komplexe Themen geht und so macht es einfach Spaß, es zu lesen.

Besonders gut hat mir gefallen, und ich möchte diese Einstellung unterstützen, dass Jon seine Leser dazu auffordert, das, was er „Skriptnose" nennt aufzugeben. So viele angehende Hypnotiseure rattern einfach Skripts herunter und so viele der erfolgreichsten Bücher über Hypnose sind vollgepackt mit Skripten, die man seinen Hypnotisanden vorlesen kann, um diese so aus purer Langeweile einschlafen zu lassen. Dieses Buch zeigt Ihnen, wie Sie ein Hypnotiseur werden, der kein Skript benötigt. Und das sind die erfolgreichen Menschen, denen die Welt zu Füßen liegt.

Unter uns, also von einem Hypnotiseur zum anderen: Wenn Sie dieses Buch in Händen halten, lernen Sie noch heute etwas über Hypnose. Sie werden lernen, um was es wirklich geht und Sie werden Spaß dabei haben. Lesen Sie. Haben Sie Spaß damit. Lesen Sie es erneut.

Mit den besten Wünschen

Adam
adam-eason.com

Hallo zusammen

Ich sitze hier an meinem Computer und beginne damit, mein zweites Buch über Hypnose zu schreiben. Dieses werden wir auch zukünftig als Handbuch für unsere Hypnose Seminare zur Persönlichkeitsentwicklung nutzen. Mein erstes Buch „Deeper and Deeper the secrets of stage hypnosis" ist derzeit das Buch über das Thema Hypnose, welches bei Amazon.co.uk alle anderen zu diesem Thema in den Schatten stellt. Es wurde bereits auf jedem Kontinent verkauft mit Ausnahme der Antarktis. Das ist doch nicht schlecht, wenn man bedenkt, dass meine Englischlehrerin nach Neuseeland ausgewandert ist und mich gern als Grund dafür angibt, dass sie zu einem Hobbit geworden ist.

Doch ich muss Mrs. Oliver recht geben: Ich bin kein Autor; also möchte ich mich an dieser Stelle bereits dafür entschuldigen, dass ich so schreibe, wie ich auch spreche und mich ab und zu wiederholen werde. Anders betrachtet: Vielleicht sollte ich mich nicht dafür entschuldigen. Dies ist ein Buch, das in gleichem Maß das kreative Unterbewusstsein, oder besser den Geist und das logische Bewusstsein, oder Gehirn, ansprechen soll. Mit anderen Worten ist sowohl einfache Sprache als auch eine Stimulation der Vorstellungskraft an der Tagesordnung.

Ich werde keine verwirrenden, wissenschaftlichen Fachbegriffe nutzen, die das Thema der Hypnose meist übermäßig umgibt. Hauptsächlich aus dem Grund, dass ich selbst die Hälfte dieser Fachbegriffe nicht verstehe und da ich nun schon so lange im Geschäft bin, scheint es auch ohne zu gehen. Diese wissenschaftliche Sprache scheint nur dann wichtig zu sein, wenn man damit Eindruck schinden und „In" sein will. Deswegen hoffe ich, dass Sie dieses Buch als klar und einfach, sowie als leicht zugänglich geschrieben empfinden.

Trotzdem möchte ich dazu ermahnen, bei der Lektüre dieses Buches ständig ein Auge darauf zu haben, ob sich nicht doch irgendwo Blödsinn eingeschlichen hat. Wenn Sie etwas in dieser Richtung finden, würde ich mich freuen, wenn Sie mir dies mitteilen würden.

Bevor wir nun aber beginnen, möchte ich eine Sache noch klarstellen: In einem Buch dieses Umfangs alles über Hypnose zu schreiben ist absolut unmöglich. Ich habe mich also auf das beschränkt, was man wirklich darüber wissen muss. Alles darüber hinaus ist nur Deko und kann später hinzugefügt werden. Außerdem möchte ich mich an dieser Stelle entschuldigen für die manchmal vielleicht ungewöhnliche Vorgehensweise. Dieses Buch ist kein ausschließlich technisches Handbuch – so etwas kann es für keine Kunst geben. Und genau das ist meiner Meinung nach Hypnose: eine wunderschöne Form der Kunst.

Ich hoffe, dass jeder – egal ob Neuling oder Experte – etwas Nützliches in diesem Buch findet, etwas Neues lernt oder einfach nur ein paar neue Gedanken durch die Lektüre findet. Über Ihre Meinungen und Ansichten freue ich mich immer.

Viel Spaß und vielen Dank, dass Sie mein Buch gekauft haben.

Ihr
JonC

AUTHENTISCHE HYPNOSE

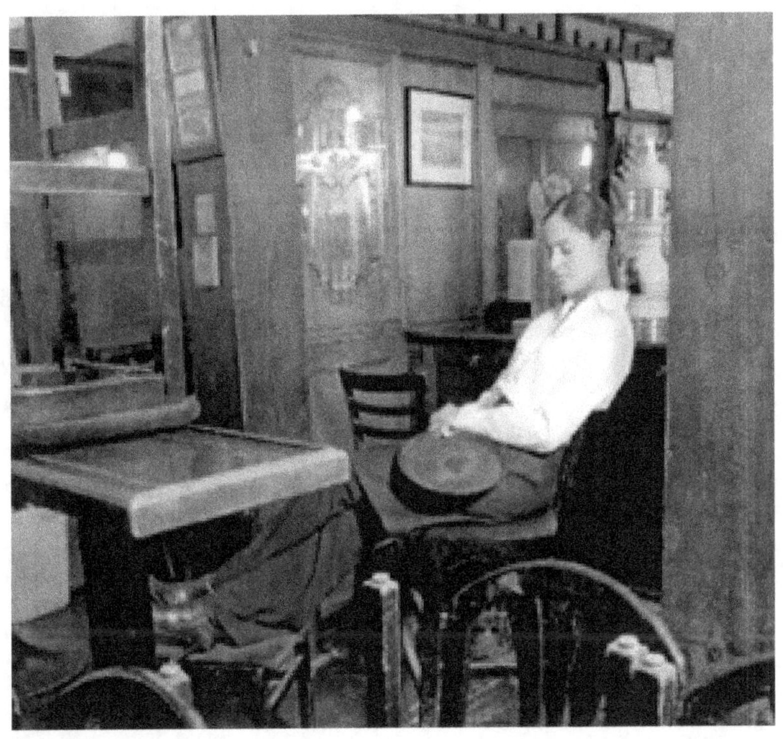

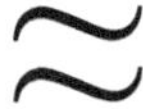

„Man muss die Dinge so einfach wie möglich machen. Aber nicht einfacher." Albert Einstein

Als ich begann die Komplexität von über hundert Jahren **scheinbarer** Entwicklung der Hypnose infrage zu stellen, nannten mich viele der führenden Therapeuten arrogant. Wie konnte ich es wagen die Arbeit und die dazugehörigen massiven literarischen Werke über Psychotherapie und Analyse von so vielen großen Denkern, die vor mir gelebt hatten zu hinterfragen?

Zum Glück jedoch bin ich ein unbelehrbarer Dickkopf und beschloss herauszufinden, warum Hypnose funktioniert und ob Psychotherapie und Analyse die Wirkweise der Hypnose verbessert hatten. Ich dachte mir, dass, wenn ich die unnötige Theorie und den ganzen Ballast entfernen konnte, die Vorgänge so einfach werden konnten, dass selbst Menschen ohne hohe Schulbildung, zu denen ich mich selbst auch zähle, Zugang zu diesem Thema finden könnten. Darüber wollte ich ein Buch schreiben.

Hier ist dieses Buch.

Wenn Sie zu den Leuten gehören, die glauben, dass man Computer von der Größe eines durchschnittlichen Einfamilienhauses benötigt und Labore voller Wissenschaftler um etwas so geniales wie E=MC² zu entwickeln, dann wird Ihnen dieses Buch ohne Zweifel zu simpel erscheinen. Was benötigt wurde um die Vorgänge dieses Universums in dieser kleinen und simplen Formel zu vereinen waren lediglich ein Schreibblock, ein Bleistift und das kleine aber sehr kreative Gehirn eines legasthenischen Physikers.

Es kann auch sein, dass – obwohl minimalistisch eingestellt – Sie meinen, dass Sie mehr benötigen. Viele Menschen, die an unseren Lernprogrammen teilnehmen, lesen dicke Bücher, die gefüllt sind mit unbewiesenem, theoretischem Müll. Und wenn sich diese Menschen dann mit uns treffen, müssen die meisten zugeben, dass sie doch wieder zu den einfachen, aber effektiven Vorgehensweisen zurückgekehrt sind. Letztendlich liegt die Entscheidung natürlich immer bei Ihnen, aber ich versichere Ihnen trotzdem, dass Sie in diesem Buch hier alles finden, was Sie benötigen, außer der praktischen und persönlichen Erfahrung. Aber gerade diese Erfahrungen machen den Unterschied.

Eine Sache, die ich all diese Jahre hindurch durch meine Arbeit in der realen Welt feststellte, ist, dass es Techniken gibt, die funktionieren und dass es welche gibt, bei denen das nicht der Fall ist. Manche Vorgehensweisen sind sehr elegant und ausgeklügelt und funktionieren doch nur teilweise oder zumindest nicht zufriedenstellend verlässlich, können aber trotzdem in der Anwendung sehr viel Spaß bringen. Einige Herangehensweisen können mit einem sicher vorhersehbaren Ergebnis angewendet werden, andere wiederum nicht. In diesem Buch konzentriere ich mich deswegen auf die Techniken, die bei so gut wie jedem und in jeder Situation sicher zum gewünschten Ergebnis führen.

Sicher ist auf jeden Fall, dass Hypnose eine der faszinierendsten und aufschlussreichsten Erfahrungen ist, die wir erleben können. Ohne den offenen Bekehrungsversuch der Motivationstrainer oder die komplexen, theoretischen Ausführungen eines Psychotherapeuten ist Hypnose ein Weg, um schnell und einfach eine Verbesserung zu erfahren – egal, was Sie gerade unter Verbesserung verstehen.

Um Probleme und Beschränkungen oder inneren Frieden und Glück zu kreieren, nutzt unser Geist oder Unterbewusstsein die gleichen Prozesse der inneren Kommunikation und Mustererstellung, die es auch dazu nutzt, um produktive Verhaltensweisen oder Glaubensmuster zu erstellen. Wenn wir einmal gelernt haben, wie wir diesen Prozess aktiv beeinflussen können, können wir selbst entscheiden, welche Erfahrungen wir gerne hätten.

In manchen Gegenden, jedenfalls hier in England, wird sich im Hinblick auf das Thema Hypnose wieder auf die ursprünglichen Techniken und Vorgehensweisen besonnen. Die Verkomplizierungen der letzten hundert Jahre werden abgeworfen und mehr und mehr „Kunsthandwerker" lernen wieder die eigentlichen Techniken.

Dabei kann dieser bemerkenswerte und natürliche Zustand des menschlichen Geistes nicht nur für Raucherentwöhnung oder Gewichtsreduktion eingesetzt werden, sondern auch um sehr viel mehr Wünsche in Erfüllung gehen zu lassen, wie zum Beispiel eine allgemeine Steigerung der Lebensfreude. Dazu benötigen wir nur uns selbst und bewerkstelligen können wir das in der Geschwindigkeit unserer Gedanken.

In wissenschaftlichen Kreisen wird oft behauptet, dass der Geist die letzte Grenze darstellt. Wenn das zutrifft, dann ist die Hypnose das Raumschiff Enterprise und die Hypnotiseure dessen Mannschaft. Hoffen wir, dass wir mit diesem wundervollen Zustand des menschlichen Geistes noch sehr viel mehr spielerisch umgehen lernen und damit auch beispielsweise den Spaß beim Sex erhöhen, Menschen im Allgemeinen bei ihrer Entwicklung und im Speziellen vielleicht auch bei der Entwicklung psychischer Fähigkeiten unterstützen, Lernvorgänge vereinfachen und dadurch beschleunigen können, um so nach und nach zu einer viel lebensfreudigeren Spezies zu werden.

Ein Sprichwort besagt: „Glück ist eine Reise und kein Ziel". Ich sehe es genauso und möchte da noch hinzufügen, dass niemand sagt, dass wir auf dieser Reise kriechen müssen. Unter dieser Prämisse ist dieses Buch darauf ausgerichtet, schnelles Lernen zu unterstützen. Wenn ich ganz ehrlich bin, ist es sogar ein bisschen wie Schummeln, weil alles, was Sie brauchen bereits in Ihnen ist, Sie wissen es nur noch nicht.

Hypnose ist etwas sehr Cleveres, wenn sie mit Bedacht angewendet wird. Hypnose ist keine Raketenwissenschaft, es ist überhaupt keine Wissenschaft, es ist eine Kunstform, was bedeutet, dass sie jeder anwenden kann, egal mit welcher Bildung oder akademischen Errungenschaften.

Ich gebe Ihnen hier an die Hand, was ich mein ganzes Leben lang bereits beobachte, aber erst in den letzten Jahrzehnten wirklich verstanden habe. Sollten Sie hier jede Menge historischer Daten und Zitate aus den Büchern anderer Leute erwarten, werde ich Sie wohl enttäuschen müssen – ich schone lieber den Baumbestand. Wenn Sie lesen wollen, was in der Vergangenheit alles geschehen ist, kaufen Sie bitte andere Bücher.

Dieses Buch hier bezieht sich auf das Wissen, das benötigt wird, wenn man Hypnose **professionell** anwenden möchte. Es ist also wahrscheinlich, dass es Teile enthält, die nicht jeder für seine Praxis benötigt. Doch auch wenn Sie sich nur informieren wollen, bleiben Sie bitte bei mir und überspringen Sie nicht einzelne Kapitel. Ich garantiere Ihnen, dass Sie hier immer wieder wichtige und nützliche Dinge finden werden. In diesem Buch geht es nur um Hypnose. Um echte Hypnose. Man hat der Hypnose inzwischen so viele andere Namen gegeben: UltraDepth, Ultra-Height, Somnambulismus, Esdaile-Zustand, Mesmerismus, NLP und noch einiges mehr. Schlussendlich ist jedoch alles Hypnose.

Alles hier Beschriebene wurde und wird genutzt, untersucht und auf die Bühne gebracht. Ich weiß, dass alles in diesem Buch auch funktioniert, da ich es selbst mit Erfolg anwende und auch bei anderen in der Anwendung gesehen habe. Und ich weiß auch, dass diese Techniken bei Ihnen zum Erfolg führen werden, denn ich habe auch das schon Hunderte von Malen in meinen Seminaren beobachten können.

Sie werden natürlich auch Schnipsel meiner Philosophie in diesem Buch finden, denn dies ist immerhin mein Buch.

Zuletzt noch eine Sache, die ich schon so oft gefragt wurde, dass ich aufgehört habe zu zählen, wie oft: Was ist der Unterschied zwischen einem Hypnotherapeut und einem Hypnotiseur? Nun, in diesem Buch wird der Unterschied hoffentlich klar, wenn Sie sich diese Frage selbst stellen.

Ein Hypnotherapeut wird Ihnen ohne Zweifel zunächst sagen, dass Sie einen Termin machen sollen. Dann wird er mindestens 15 Minuten damit verbringen, Ihnen zu erklären, warum eine Veränderung durch die Anwendung der Hypnose vielleicht nicht eintreten wird und dass Sie zu absolut nichts gezwungen werden können …

Ein Hypnotiseur, jedenfalls einer, der von mir ausgebildet wurde, wird Sie auffordern, sich zu setzen, oder eine bestimmte Position einzunehmen und innerhalb von Sekunden wissen Sie, was genau der Unterschied ist.

Ich weiß, dass auch Sie ein Hypnotiseur sein können, weil Sie dies ohnehin schon sind – **Sie** wissen es nur noch nicht.

GESCHICHTE DER HYPNOSE

Die meisten Bücher zum Thema Hypnose, die ich gelesen habe, beginnen mit der Geschichte dieser Kunst. Hiermit habe ich das Thema angesprochen und damit ist es zu genüge behandelt.

Meiner Meinung nach braucht man auch nicht zu wissen, wer den Computer erfunden, wer ihn weiterentwickelt oder wer Fehler bei der Entwicklung gemacht hat, wenn man einen erwirbt. Auf den vorigen Seiten habe ich bereits ein paar Namen und Schlagworte genannt, die Sie gern im Internet oder in einer Bücherei nachschlagen können, wenn Sie die Geschichte interessiert.

Ich vertrete jedoch die Meinung, dass die Geschichte oft Sachverhalte verdreht oder verfälscht und dieses Buch soll, wie bereits eingangs geschrieben, eine einfache Arbeitsweise aufzeigen, die in der täglichen Praxis Anwendung findet.

James Braid wird oft von Menschen genannt, die, statt mit Hypnose, mit einer leichten Entspannung und Visualisierung arbeiten. Diese Menschen vernachlässigen dabei vollkommen, dass James Braid sehr wohl mit sehr tiefen Hypnosezuständen gearbeitet hat.

Ursprünglich bedeutete Hypnose durch Suggestionen einen Zustand zu erreichen, der weitere Suggestionen zuließ. Durch Beobachtungen von Unbeteiligten wurde dieser Zustand schließlich mit Schlaf und Entspannung assoziiert. Beides wird jedoch keinesfalls für die Hypnose benötigt.

Mesmer, Braid, Esdaile, Charcot, Elman, Erickson – diese Giganten der Hypnose teilen alle ein kleines Geheimnis: Nicht einer von ihnen nutzte Entspannung. Alle stützten sich vollkommen auf Suggestionen. Sie nutzten Augenfixation auf Lichtobjekte oder reflektierende Gegenstände. Sie induzierten Hypnose durch abwärts ausgeführte

Handbewegungen vor ihren Probanden. Kurz: Sie benutzten das, was ich „Hellwach"-Hypnose nenne, also Hypnose ohne Trance.

Und sie alle hatten eine unglaubliche Erfolgsquote, wenn man diese mit den heutigen sogenannten topaktuellen Methoden vergleicht.

Auf diesen Seiten werden Sie einen Einblick in all diese Methoden erhalten, aber ich werde Sie nicht mit den Lebensgeschichten deren Entwickler langweilen. Man muss eben nicht alles über das römische Imperium wissen, um eine gute Pizza herstellen zu können.

BEWUSSTSEIN, UNBEWUSSTES UND UNTERBEWUSSTSEIN

Ich weiß, dass ich nicht allein damit bin, sondern viele Leute diese Begriffe ebenfalls als sehr verwirrend empfinden und mit dem übermäßigen Gebrauch dieser Begriffe ebenso wenig zurechtkommen.

Um in diesem Buch die Verwirrung so gering wie möglich zu halten, habe ich mich dazu entschlossen, zunächst mein Verständnis dieser Begriffe zu erklären und es so hoffentlich auch für Sie weiterhin einfach zu halten.

DAS BEWUSSTSEIN: GEHIRN

Das Bewusstsein ist der Teil in uns, der reift. Es wird erwachsen. Dort befindet sich der Sitz von Logik und Vernunft, beides besitzen Kinder, die jünger als etwa neun Jahre alt sind, noch nicht. Das ist absolut keine feste Tatsache und kann von Individuum zu Individuum stark differieren, aber ich habe absolut keinen Zweifel daran, dass wir alle ohne Logik geboren werden.

Es gibt durchaus Menschen – und wenn man weiblichen Autoren zu diesem Thema Glauben schenkt, dann gehören zu diesem Personenkreis alle Männer – die niemals erwachsen werden und logisches Denken entwickeln. Doch will ich kein Buch darüber schreiben, also einigen wir uns darauf, dass der größte Teil der Menschheit doch eine gewisse Reife erreicht und dass dieser Prozess ca. im Alter von neuneinhalb Jahren beginnt.

Das Gehirn ist ein organischer Computer, der sich jedoch von einem Computer dadurch unterscheidet, dass es sich selbst als Wesen wahrnimmt. Wir wissen dies, weil im Sprachgebrauch dieses organischen Computers das Wort „ich" sehr oft genutzt wird. Es versteht, dass es in einer komplexen und verschachtelten Welt lebt, in der es seine Realität mit vielen ähnlichen Wesen teilt, mit denen es ständig in einer Art unterschwelligen Interaktion aus Kooperation, Beurteilungen, Meinungen, Logik und Vernunft steht.

Das ist zwar falsch, aber …

Alle diese Erkenntnisse und Fähigkeiten scheinen in ihrer Häufigkeit und manchmal auch Effektivität zuzunehmen während des Zeitraums, den wir gemeinhin als Kindheit betiteln. Je älter wir werden, umso besser wird unser Urteilsvermögen.

Da sowohl Logik als auch Urteilsvermögen mit zunehmendem Alter besser werden, bin ich der Meinung, dass das Bewusstsein das Ergebnis physischer Programmierung unseres organischen Computers ist. Deswegen nutze ich die Wörter Gehirn und Bewusstsein synonym.

DAS UNBEWUSSTE: NICHTS

Für mich ist der Begriff „Unbewusstes" gleichbedeutend mit bewusstlos oder komatös. Vielleicht hat meine Vergangenheit als Krankenpfleger diese Meinung beeinflusst, aber Menschen, die ohne Bewusstsein sind, haben den Hang eher leblos herumzuliegen. *

Wie dieses Wort in den Wortschatz, der mit dem Thema Hypnose in Verbindung steht gelangen konnte, ist mir schier unbegreiflich. Hypnose bezieht sich zwar nicht sehr stark auf das Bewusstsein, aber durch die Tatsache, dass eine hypnotisierte Person Zugriff auf Sprache hat und sich durchaus auch mitteilen kann, zeigt, dass diese nicht bewusstlos ist.

Ich habe wirklich viele bewusstlose Menschen gesehen und sie hatten alle eines gemeinsam: Sie waren alle sehr schlechte Gesprächspartner. Auf der anderen Seite kann ich vage verstehen, warum wir mit diesem Begriff beladen wurden: Er erklärt die unwillkürlichen Vorgänge wie Blutzirkulation und Gleichgewicht. Allerdings sind diese Vorgänge meiner Meinung nach eher mechanisch und bedürfen keineswegs eines Gedankens. Es ergibt für mich keinerlei Sinn, den Begriff „unbewusst" zur Beschreibung eines emotionalen Verhaltens zu nutzen.

Für den weiteren Verlauf dieses Buches werde ich also so vorgehen, wie ich dieses Wort im Zusammenhang mit Hypnose sehe: Ich werde es einfach ignorieren.

* Anmerkung des Übersetzers: In der englischen Sprache bedeutet das Wort „unconscious" sowohl „unbewusst" als auch „bewusstlos".

DAS UNTERBEWUSSTSEIN: GEIST

Das vorgestellte „Unter" suggeriert, dass das Unterbewusstsein unterhalb von etwas anderem liegt. Vielleicht ist genau das der Grund für Phrasen wie „tiefer und tiefer" und verschiedene „Tiefen" der Trance.

Die Frage ist aber: unterhalb von oder tiefer als was?

Meiner Meinung nach wurde das „Unter" bei Unterbewusstsein als Zeichen für „untergeordnet" von den Vätern der Psychologie gebraucht. Eine Sache, die Menschen am wenigsten zugeben wollen, ist, dass sie keine Kontrolle haben, oder anders ausgedrückt, dass deren Bewusstsein nicht der dominante und kontrollierende Teil ihres Verstandes ist. Die Psychoanalyse streitet dies auf jeden Fall ab. Es ist sogar so, dass die Psychoanalyse sich darauf verlässt, dass das bewusste Denken nur auf die traumatischen Ereignisse der Vergangenheit aufmerksam gemacht werden muss, um aktiv die Kontrolle über die aus diesem Ereignis resultierenden unerwünschten Verhaltensweisen zu übernehmen und diese so zu korrigieren. Das ist allerdings absolut falsch. Die meisten Klienten, die zu mir kommen wissen ganz genau wann und warum deren Probleme ihren Anfang hatten, können aber trotzdem nichts gegen diese unternehmen.

Ich denke, Einstein hat es genau getroffen, als er sagte:

„Der intuitive Geist ist ein heiliges Geschenk und der rationale Verstand ein treuer Diener. Wir haben eine Gesellschaft erschaffen, die den Diener ehrt und das Geschenk vergessen hat."

Das Bewusstsein, das Gehirn ist der Diener.
Mir ist absolut schleierhaft, wieso dies immer übersehen wird. Es ist völlig egal, was wir bewusst denken oder was wir bewusst tun wollen, wenn es kein Einverständnis vom Unterbewusstsein gibt,

wird es nicht ausgeführt. Vielleicht möchten Sie mit dem Rauchen aufhören oder weniger essen, nicht mehr an den Nägeln kauen oder den Stress reduzieren, doch solange dies nicht auch emotional unterstützt wird, wird es keine Veränderung in Ihrem Verhalten geben.

Der Geist ist also ganz simpel und ohne Frage der stärkste und dominanteste Teil unserer mentalen Struktur. Er ist definitiv nicht **unter** etwas Anderem.

Vielmehr ist er der Sitz Ihrer Wünsche, Ihrer Hoffnungen und Ihrer Ängste. Er ist Ihr bester Freund und, ja, auch Ihr ärgster Feind. Dies ist der Ort, an dem Sie wirklich leben. Ihr Geist ist das Zentrum Ihrer Emotionen und auch Ihres Verhaltens, Ihrer Realität und Ihres Glaubenssystems. Vielleicht ist es sogar der einzige Teil an uns, der wirklich real ist – vielleicht auch nicht.

Also gilt für dieses Buch Folgendes:

GEHIRN = BEWUSSTSEIN
und
GEIST = UNTERBEWUSSTSEIN

WAS IST HYPNOSE?

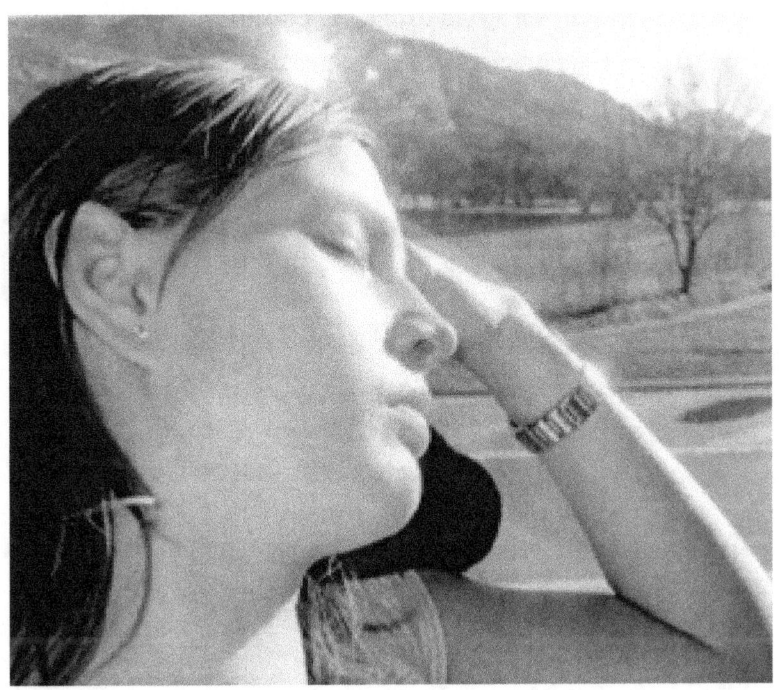

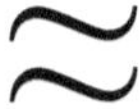

Ich definiere Hypnose gerne so: Hypnose ist die Kunst, Veränderungen in unseren mentalen Mustern durch manchmal vorsätzlich eingesetzte Kommunikation und Beeinflussung der menschlichen Emotionen und Glaubenssysteme mithilfe von Reduktion und/oder Umlenken des Fokus des logischen bewussten Prozesses zu erwirken, sodass der Geist (Unterbewusstsein) direkt ansprechbar wird.

Und das ist wirklich alles, obwohl „Hypnose" die Kunst in sich selbst beschreibt.

Hypnose ist nicht Entspannung, Schlaf oder etwas hiervon Abgeleitetes. Aus diesem Grund ist das, was viele Menschen unter Hypnose oder Hypnotherapie verstehen das, was viele Hypnotiseure inzwischen Entspannungstherapie nennen. Also Entspannung, gewürzt mit etwas Psychotherapie.

Ich will jedoch nicht auf dieser Arbeitsweise herumhacken. In vielen Fällen erweist sich dies als sehr effektiv und heilsam für den Patienten und dieses Buch soll Sie nicht davon abhalten solch einen Weg als Hypnotiseur einzuschlagen. Manchmal ist Entspannung genau das, was manche Menschen brauchen, um in Hypnose zu gehen. Allerdings möchte ich darauf aufmerksam machen, dass die meisten Hypnotherapien wirklich lediglich auf Entspannung beruhen, ohne wirkliche Suggestionen und somit ohne wirkliche Hypnose.

Das, was die meisten Menschen als Beispiel für Hypnose im Kopf haben, wird wohl ein Stück Showhypnose sein, das sie irgendwann einmal gesehen haben. Daran ist auch absolut nichts falsch, denn wenn man mal vom Showgeschehen und dem Publikum absieht, ist das, was dort gezeigt wird genau das, was Hypnotiseure der Vergangenheit angewendet haben und worauf sich das Wort im Eigentlichen bezieht. Bühnenhypnose ist echte Hypnose.

Das vorgestellte „Bühnen-" zeigt nur an, dass es sich um eine Unterhaltungskunst handelt, ändert aber nichts daran, dass es sich um Hypnose handelt. Dieses Bild der Hypnose hat sich tief in den Zeitgeist jeder Gesellschaft eingeprägt, die Fernsehen oder Filme hat. Es ist genau das, was Menschen erwarten.

Hypnose ist ein ganz spezifischer mentaler Zustand, ein Zustand, der herbeigeführt wurde (von jemandem oder etwas) und in dem bedingungslos eine Realität, die uns suggeriert wird, vom dominanten Teil unseres Verstandes akzeptiert wird.

Wenn wir hypnotisiert sind, erwarten wir, diese bedingungslose Akzeptanz von Suggestionen zu erleben, egal, wie unlogisch oder fremdartig diese sein mögen; wir wollen Halluzinationen erleben können, sowohl positiver als auch negativer Art und dabei immer den vollen Fokus auf den Hypnotiseur haben.

Somit hat der Hypnotiseur die Kontrolle und das Kommando, obwohl weiterhin gilt, dass der Hypnotiseur niemanden zu etwas in Hypnose **zwingen** kann, doch das ist überhaupt nicht notwendig. Der Begriff Zwang ist einfach falsch in diesem Kontext: Führung, Anleitung und auch Überredung und Manipulation sind treffendere Begriffe.

Wenn Kommunikation und Fokussierung auf ein Glaubenssystem hundertprozentig durch einen Hypnotiseur geleitet wird, kann dieser Einfluss nehmen in jeder erdenklichen Art und Weise.

Ein Hypnotiseur kann und wird immer den Verstand in der gleichen Weise beeinflussen, wie es ein traumatisches oder sehr emotionales

Ereignis schafft. Wenn dies nicht geschieht, dann ist das, was Sie haben ein Gespräch oder eine Beratung, aber garantiert keine Hypnose.

Aus diesem Grund ist professionelle Hypnose zu Heilzwecken immer mit einer großen Portion Verantwortung verbunden und wenn Sie auch nur mit einer der in diesem Buch enthaltenen Techniken spielen, übernehmen Sie diese Verantwortung.

WIE WIRKT HYPNOSE?

Haben Sie jemals erlebt, dass ein Elternteil sein Kind anschreit und zwar in der Art und Weise, dass das Kind, das so absolut offen für Suggestionen ist, wie es niemals wieder im weiteren Leben sein wird, besonders wenn es noch jünger als neun Jahre alt ist, dies sofort als Suggestion und Programmierung annimmt, etwas zu tun oder zu lassen?

Wir sehen diesen emotionalen Zustand und die steuernde Suggestion, wenn das Kind seine Hände nach der brennend heißen Pfanne ausstreckt und zumindest ein Elternteil laut „Nein!" schreit und somit das Kind zu Tode erschreckt. Damit befindet sich das Kind in einem von Angst herbeigeführten hochemotionalen Zustand: Das Unterbewusstsein ist absolut dominant und die Suggestion umgeht das Bewusstsein. In den meisten Fällen befindet sich das Kind in Hypnose und es wird das Verhaltensmuster etabliert, dass man sich nicht absichtlich verbrühen sollte.

Das ist Hypnose. Es ist jedenfalls der gleiche Prozess: die Gabe und Annahme einer Suggestion, die eine Veränderung in den internen Mustern bewirkt, was wiederum zu einem veränderten Verhalten oder Glaubenssystem führt, während wir uns in einem hochemotionalen Zustand befinden, in dem der kontrollierende Teil von uns völlig offen und dominant ist.

Lassen Sie uns jetzt mal zu dem Pärchen auf der anderen Straßenseite sehen und diese „natürliche" Hypnose bei Erwachsenen erkennen.

Sie haben Streit und er hat ihr gerade gesagt, dass sie fett, frigide und langweilig ist.

Sie ist emotional und bedingt dadurch nicht allzu logisch. Genau gesagt hat sich ihr logisches Gehirn auf die Rückbank verzogen und der Geist ist dominant und geht mit der Beleidigung um, indem er selbst mit Dreck zurückwirft.

An diesem Punkt werden seine Worte zu Suggestionen, die sofort als wahr akzeptiert und angenommen werden und somit neue Überzeugungen bilden oder alte verändern. Wenn sie nicht sehr viel Glück hat und genau das Gegenteil von einem Hypnotiseur, der die Situation eventuell miterlebt hat, zu hören bekommt, könnte diese neue Überzeugung zu einer Menge Probleme in allen kommenden Beziehungen führen, wenn sie überhaupt jemals wieder eine Beziehung zu einem anderen Menschen eingeht.

Die Kunst der Hypnose ist überall und ständig um uns herum zu finden. Leider wissen wir das nur nicht und nutzen diesen Umstand deswegen nicht, um uns und unseren Mitmenschen Gutes zu tun. Stellen Sie sich Folgendes vor: Sie trösten jemanden nach einem traumatischen Erlebnis mit den Worten „Die Zeit heilt alle Wunden". Diese Suggestion wird in diesem hochemotionalen Zustand akzeptiert und die Leidenszeit der Person verlängert sich dadurch unsinnigerweise. Besser wäre es, so zu formulieren, dass die Zeit des Leidens stark verkürzt würde, etwa so: „ab morgen wird es Dir jeden Tag besser gehen."

Es handelt sich nicht um eine Superkraft oder etwas Magisches – jedenfalls nicht, wenn man dabei an Zauberer wie Merlin denkt. Es kann durchaus wie ein Wunder aussehen, obwohl nichts Wunderliches geschieht. Es handelt sich einfach nur darum, mit Absicht und Bedacht das zu tun, was wir ohnehin alle ständig tun.

Hypnose wirkt also immer dann, wenn eine Suggestion unser logisches Bewusstsein umgeht und von unserem Unterbewusstsein akzeptiert wird.

Dabei ist es wichtig immer im Kopf zu haben, dass das Unterbewusstsein nicht wertet, sondern nur auswählt. Entweder akzeptiert es die gegebene Suggestion oder eben nicht.

Das Gehirn arbeitet logisch, es kann unterscheiden zwischen der äußeren Realität und Szenarien, die nur in der Vorstellung existieren, jedoch der Geist nimmt Realität anhand von eigenen Maßstäben wahr und kann nicht zwischen Realität und Fantasie unterscheiden. Es kann sein, dass eine Suggestion angenommen wird, weil sie sich gut anfühlt oder weil sie zu einem bereits akzeptierten Muster passt. Wenn Sie die Vorstellung von mentalen Mustern als verwirrend empfinden, sehen Sie es wie folgt: Um etwas zu erinnern, legt unser Geist ein Muster von Verbindungen in unserem Gehirn und Körper an und nach allem, was wir wissen, sogar auch noch an anderen Stellen und Dimensionen. Und genau diese Muster oder Modelle nutzen wir, wenn wir Entscheidungen in unseren Leben zu treffen haben.

Manche dieser Muster sind Instinkte. Werfen Sie einen Backstein jemand anderem an den Kopf und – vorausgesetzt dieser Stein würde frontal auf diese Person zufliegen – rufen Sie „Ducken", wird sich derjenige, dem der Stein entgegenkommt, bewegen. (Bitte nicht ausprobieren.)

Diese fest installieren Muster nennen wir Instinkte und es gibt nicht allzu viele von ihnen.

Essen, Trinken, jemanden des anderen Geschlechts sehen und … Sie verstehen schon.

Sehen Sie sich eine Gruppe Kleinkinder an: Sie sehen in jedem die gleichen Überzeugungen, Reaktionen, Wünsche und Bedürfnisse. Deren angeborene Wünsche, unabhängig von Geschlecht, Rasse, Religionszugehörigkeit und Mangel an McDonald's, sind völlig gleich.

Alles andere wurde uns beigebracht. „Erlernt" hört sich dabei so logisch und vernünftig an. Doch auch wenn der Lehrer tatsächlich Logik und Vernunft dabei im Sinn hatte, erschließt sich dies dem Schüler erst sehr viel später und nicht in den ersten vier oder fünf Lebensjahren, wenn wir am meisten Neues lernen.

Wenn wir einen Querschnitt von Kindern aus der ganzen Welt in einem Gebäude irgendwo zusammenbrächten und diese Kinder alle mit den gleichen Erfahrungen und Informationen aufwachsen ließen, würden dabei Menschen herauskommen, die alle sehr ähnliche Glaubenssysteme und Reaktionen zeigen würden, sie alle hätten sehr ähnliche Muster gebildet.

Man braucht dafür nicht viel weiter zu sehen als Nordirland, Palästina oder auch Großbritannien: Wir alle schicken unsere Kinder in diese Kästen und genau dort findet die meiste Hypnose statt. Wir nennen diese Kästen Schulen, Kirchen oder Gesellschaften.

Das ist Hypnose ohne das offizielle Etikett. Mit dem offiziellen Etikett kann man also durchaus sagen, dass Hypnose direkte Kommunikation mit dem dominanten Geist ist, und zwar in der Art und Weise, dass diese Kommunikation ein Muster erschafft, das permanent ein Verhalten oder Glaubenssystem verändert.

Wenn wir also sagen, dass Hypnose die direkte Kommunikation mit dem Geist ist, kann ich gleichzeitig nicht genug darauf aufmerksam machen, dass Kommunikation nicht nur Sprache beinhaltet. Wenn dies der Fall wäre, gäbe es keine Werbung mit spärlich bekleideten jungen Leuten, die verführerisch auf Booten faulenzen und dabei aufreizend an einem brandneuen Schokoriegel knabbern im Fernsehen; und meiner Meinung nach wäre die Welt dadurch ein sehr viel trauriger Ort.

Kommunikation nimmt viele Formen an und einer guten Schätzung nach findet sie nur zu etwa zehn Prozent durch direkte Sprache statt. Das ist zwar nur eine Schätzung, doch glauben inzwischen so viele Leute daran, dass diese schon den Charakter einer Tatsache hat. Zu jeder Zeit findet sowohl äußere als auch innere Kommunikation statt und ich habe noch nie begriffen, wie man das genau messen und einschätzen will, aber die Wissenschaft ist ein wunderbares Ding, das alles erreichen kann, was es wirklich will.

Wenn der wichtigste Teil der Hypnose das Akzeptieren einer Suggestion durch die Anwendung direkter Kommunikation mit dem Geist ist, gilt natürlich auch hier, wie bei jeder Kommunikation, dass eine Suggestion nicht unbedingt aus Worten bestehen muss.

Es kann sich genauso um etwas Visuelles handeln, wie ein äußerer Ausdruck von Emotionen, wie etwa Lachen oder auch Weinen. Ebenso kann eine Suggestion kinästhetisch sein, etwa durch ein Streicheln oder ein Schlag. Auch auditiv wollen wir hier nicht ausschließen, wie etwa ein Schnipsel Musik oder ein Schrei. Es kann aber auch ein Geschmack oder irgendeine andere Sinneswahrnehmung sein. Wie wir gehen und uns bewegen, ist Kommunikation, jedes Zucken, jedes Lächeln. Fakt ist, dass Sprache, egal ob Sie diese gerade gebrauchen, um diese Zeilen intern zu lesen oder ob Sie diesen Zeilen lauschen, lediglich das Werkzeug des logischen, bewussten Gehirns ist.

Der Rest von Ihnen, Ihr Geist, nimmt alles andere auf: die Schriftart, das Gefühl des Papiers, den Geruch der Tinte, die Raumtemperatur, die Stimmlage – Ihre oder meine. Genau gesagt: Es ist der Teil, der wirklich wahrnimmt.

Ich bläue den Teilnehmern unserer Seminare immer ein, sich dies immer wieder klar zu machen: Wenn Sie ein Hypnotiseur werden und als solcher von den Leuten, mit denen Sie arbeiten akzeptiert werden, ist alles, was Sie sagen, machen und sogar denken eine Suggestion.

Alles, was Sie denken, sagen oder machen wird von Ihrem Hypnotisand als Suggestion aufgefasst.

WIE FÜHLT SICH HYPNOSE AN?

Wenn Sie hypnotisiert sind, fühlt sich das grün an.

Wirklich gutes grün.

So wie sehr weiches und warmes und seidiges grün.

Es sei denn, es fühlt sich blau an.

Ich hab bisher noch niemanden getroffen, der sich nicht irgendwann mal gefragt hat, wie sich Hypnose anfühlt. Auch ich war noch nie in der Lage dies jemandem zu erklären. Meine Standardantwort ist: „Komm her und erklär mir in einer Minute, wie es sich anfühlt."

Eine Sache ist jedenfalls absolut klar – es fühlt sich an wie HYPNOSE! – und jeder, der schon einmal dort war, **weiß** dies.

Meist wird heutzutage „Hypnose" angeboten, die keine ist.

Mich schüttelt es jedes Mal, wenn ich im Internet den Mythos lese: „Sie werden immer die Kontrolle behalten und jederzeit die Möglichkeit haben, die Hypnose zu unterbrechen und zu gehen." Wenn Sie nur ein bisschen entspannt sind und aufstehen und gehen können, sind Sie nicht hypnotisiert. Das ist dann nur Entspannung. Ich ziele nicht auf diese leichte Formen der Hypnose ab, und wenn Sie die frühen Bücher der Leute lesen, die Tausende Leute in Hypnose versetzt haben, merken Sie schnell, dass diese Menschen dies auch nicht taten.

Ich bin allerdings der festen Überzeugung, dass diese leichten Stufen der Trance und die Akzeptanz der breiten Masse, dass man während der Hypnose die „Kontrolle" behält oder auch einfach aufstehen und weggehen kann, ursprünglich nichts anderes war als die Ausrede eines Therapeuten, der die Hypnose nicht erfolgreich etablieren konnte. Ich weiß wirklich nicht, wo dieser Schrott herkommt, aber wenn Sie mit in Betracht ziehen, dass einer der Urväter der Hypnose, James Braid, Chirurg war, der die Hypnose als Anästhesieersatz einsetzte, wird schnell klar, dass es sehr unglücklich und chaotisch hätte werden können, wenn jemand einfach mitten in der Operation aufgestanden und gegangen wäre.

Wenn ich hypnotisiert bin, „fühle" ich nicht wirklich etwas. Und wenn ich doch etwas spüre, dann bin ich mir dessen wenigstens nicht bewusst. Es könnte mich nicht weniger interessieren, wo und wann ich dann gerade bin und ich bin absolut fokussiert auf nichts, das ich logisch erfassen könnte.

Wenn ich überhaupt irgendetwas empfinde, dann fühlt es sich an, als wäre ich Millionen von Kilometern entfernt und sähe dabei zu, wie jemand anderes hypnotisiert wird.

Wenn ich dann wieder zurückkomme, kann ich mich definitiv an alles erinnern, was geschehen ist, wenn der Hypnotiseur mir dies suggeriert hat, anderenfalls ist es pures Rätselraten und ich gebe nach einer Zeit einfach auf, weil es nicht wirklich wichtig scheint.

Ich fühle mich meist etwas benebelt und habe absolut keine Ahnung, wie lange ich in Hypnose war. Oft fühle ich einen warmen Schimmer und ich bin total erfrischt, weil dies genau die Art und Weise ist, in der mich meine Hypnotiseurin zurückbringt, von wo auch immer sie mich vorher hingebracht hatte. (Meine Partnerin Jane Bregazzi ist in der Regel meine Hypnotiseurin.)

So fühle ich mich. Und bemerkenswerterweise ist das auch das, was mir die meisten Menschen über ihr Empfinden berichten, die ich hypnotisiert habe.

Fast immer tritt teilweise oder totale Amnesie ein. Das ist eine spontane Reaktion, die jedoch auch aktiv ausgeschaltet werden kann, wenn Sie diesen Erinnerungsverlust verhindern möchten. Geben Sie einfach die Suggestion, dass sich Ihre Probanden später an alles erinnern können. Auf jeden Fall wird das Zeitgefühl ausfallen, da Zeit eine Sache des logischen Bewusstseins ist. Wie genau sich die Hypnotisanden fühlen, weiß ich nicht. Aber ich weiß ganz genau, dass wenn sie entscheiden, dass sie genug haben und einfach aufstehen und gehen, sie nicht hypnotisiert waren.

Ich bin mir wohl bewusst, dass einige Leute diese Lüge verbreiten, um den Probanden ein Gefühl des Schutzes zu geben, so wie man es auch bei Kindern oft macht:

„Setz Dich nicht zu lang vor dem Fernseher, sonst bekommst Du quadratische Augen!"
„Wenn Du Grimassen ziehst, bleibt Dein Gesicht irgendwann so stehen!"
„Schluck den Kirschkern nicht runter, sonst wächst Dir ein Kirschbaum im Magen"

Ich würde ja gern glauben, dass es sich um einen sinnvollen „Schutz" handelt, um mit Leuten über Hypnose zu reden, aber das ist nicht der Fall. Ich würde auch gerne glauben, dass es sich um eine einfache kleine Lüge handelt, um Menschen davon zu überzeugen, sich auf die Hypnose einzulassen, ähnlich der eines Arztes, der nur von einem kurzem Kratzen spricht, wenn er in Wirklichkeit dabei ist, eine Stahlröhre in der Dimension einer Öl-Pipeline in Ihren Hintern einzuführen.

Die Wahrheit ist, dass die meisten Hypnotiseure – auf jeden Fall jedoch Therapeuten – ebenfalls daran glauben. Leider ist genau das der Grund dafür, dass diese Hypnotiseure niemals Zeuge einer echten Hypnose und damit ebenfalls nicht Zeuge der erstaunlichen und oftmals sofortigen Veränderung in der Persönlichkeit ihrer Hypnotisanden erleben.

Vom Standpunkt eines Hypnotiseurs aus gibt es einen allgemeingültigen Faktor, der jede Hypnose charakterisiert: **die uneingeschränkte Akzeptanz der gegebenen Suggestionen**.

IST HYPNOSE GEFÄHRLICH?

Der Zustand der Hypnose an sich und alle Phänomene, die damit verbunden sind, ist keineswegs gefährlich. Es ist viel eher so, dass Menschen den Zustand des „hypnotisiert seins" als sehr erholsam und aufschlussreich empfinden. Ich hatte schon viele Leute bei mir, die wieder zurückkamen, nur um diesen Zustand erneut zu erleben.

Ein Geschäftsmann kam regelmäßig zu mir um sich „ausknipsen" zu lassen. Ich machte mir dann immer eine Tasse Tee in der Zeit, in der er seine „Batterien auflud".

Auf einer der vielen Veranstaltungen, die ich besucht habe, wurde mir gesagt, dass es absolut falsch und unmoralisch sei, regelmäßig Hypnosen zu geben, ohne damit eine Therapie zu verknüpfen. Das sollte zu einer Abhängigkeit des Probanden zum Hypnotiseur führen. Hier jedoch – in meinem Buch – gibt es an diesem Verhalten nichts auszusetzen. Menschen gehen regelmäßig in Massagepraxen von seriösem und auch weniger seriösen Ruf, bringen ihr Auto jedes Jahr in die gleiche Werkstatt, verlassen sich auf ihren Bäcker, Arzt, Tabakverkäufer. Warum sich also nicht auch regelmäßig eine Hirnmassage gönnen? Ich denke nicht, dass diese Art der Abhängigkeit gefährlich ist.

Hypnose ist eine Gemütslage und nichts weiter.

Mit anderen Worten, der Zustand der Hypnose ist an sich nicht gefährlich, was allerdings im Zustand der Hypnose durch den Hypnotiseur ausgelöst werden kann, kann und konnte schon immer nachteilig für den Probanden sein.

Mich überläuft ein Schaudern, wenn ich lese, dass Hypnose völlig „harmlos" ist, weil man sich selbst nichts Verletzendes oder Unangebrachtes antun und somit niemals eine Suggestion mit einem Inhalt dieser Natur annehmen würde. Anscheinend ist dies nicht möglich, weil wir ein Sicherheitsventil haben, das alles Unangebrachte daran hindert, zu unserem Glaubenssystem oder Verhalten zu werden.

Wenn das wirklich wahr wäre, warum suchen Menschen, die regelmäßig ein unerwünschtes oder unproduktives Verhalten an den Tag legen, jene, denen gesagt wurde, als sie sich in einem hochemotionalen Zustand befanden, dass sie nutzlos seien und die danach 20 Jahre lang nichts zustande gebracht haben, die Hilfe eines Hypnotiseurs? Sie müssen irgendwann einmal diese erste Suggestion akzeptiert haben, die dieses unerwünschte Verhalten auslöste.

In Wirklichkeit ist Hypnose genauso gefährlich wie jeder menschliche Austausch, ob dieser nun professionell ist oder nicht. Und meiner Meinung nach stellt es immer eine Art Beleidigung an die menschliche Intelligenz dar, wenn behauptet wird, dass man nicht durch menschliche Inkompetenz verletzt werden könnte.

Wenn wir dies während des Studiums, wie wir ganz einfach das Denken anderer Menschen beeinflussen können, ignorieren und auch die daraus resultierende Verantwortung, kann man dies mit jemandem vergleichen, der eine geladene Waffe hält und meint, er sei sicher, solange er nicht den Abzug betätigt, aber nicht weiß, wie man die Waffe sichert. Die Mehrheit aller Schusswunden und daraus resultierenden Todesfällen geschehen, weil die Menschen sich nicht der potenziellen Gefahr bewusst sind.

Es sollte also klar sein, dass, wenn man mit Hypnose keine Phobie auslösen kann, auch keine entfernt werden kann. Und das ist schließlich genau das, was der Hypnotiseur macht: Er entfernt unerwünschte, unproduktive und einschränkende Verhaltensmuster, um hoffentlich dadurch produktivere Reaktionen in gewissen Situationen im Klienten zu erwirken.

Um dies zu erreichen, nutzen wir genau den gleichen mentalen Prozess, der benötigt wurde, um das ursprüngliche Verhalten zu installieren.

Ein guter Vergleich, wenn man auf die Risiken der Hypnose angesprochen wird, ist folgende Frage: Ist ein Skalpell in den Händen eines Chirurgen gefährlich? Hoffentlich nicht, weil ein Chirurg weiß, was er da in der Hand hält und was damit zu tun ist und dieses Wissen gewissenhaft einsetzt. Dies gilt auch für die Hypnose.

Eine offensichtliche Gefahr, auf die wir immer wieder angesprochen werden, ist, ob man in der Hypnose hängen bleiben kann; die einfache Antwort darauf lautet: nein! Ein Gummiband kann gedehnt werden, doch wenn man es loslässt, bleibt es nicht gedehnt. Unser Geist arbeitet da sehr ähnlich. Wenn ein Hypnotiseur oder eine Situation nicht mehr vorhanden ist, springt unser Geist früher oder später wieder in seine Ausgangssituation zurück.

Trotzdem sollten, wie bei jedem menschlichen Bestreben, auch die Verantwortung und Möglichkeiten der Methoden, die wir nutzen, bekannt sein.

Bitte behalten Sie stets im Hinterkopf, dass, wenn Sie schon anderen Menschen Leid zufügen können, wenn Sie **kein absichtlicher** Hypnotiseur sind und Suggestionen verteilen können, die ein Leben lang in anderen Menschen wirken, was Sie anrichten können, wenn sie ein **absichtlicher** Hypnotiseur sind. Akzeptieren Sie bitte, dass Sie anderen Menschen auch Leid zufügen können, dann sind die Chancen, dass Sie dies tun wesentlich geringer.

Ich weiß, dass Sie bestimmt schon gelesen haben, dass ein Hypnotiseur einen Hypnotisanden zu nichts bringen kann, was dieser nicht auch möchte. Das ist völlig ok, bis auf die Tatsache, dass der Wille dem Bewusstsein entspringt. Mit anderen Worten, der Wille ist machtlos in Hypnose. Wenn der Wille wirklich in der Lage wäre, unser Verhalten zu ändern, dann wäre alles perfekt und Hypnose würde lediglich als Unterhaltungskunst benötigt. Doch der **Wille** ist leicht zu umgehen – unser Geist macht dies ständig.

Wir können „wollen" Nichtraucher zu sein, abzunehmen, nicht vor jeder Schnake gleich panisch wegzurennen oder nicht jede Beziehung in eine Katastrophe zu verwandeln, wie jeder andere auch, aber, naja …

So viel zum Willen. Hypnose benötigt keinen Kampf gegen den Willen, sie umgeht ihn einfach oder ändert ihn, denn der Wille ist ein Konstrukt des logischen Gehirns und in Hypnose ist es ziemlich egal, was dieses gerade macht.

Bewusster Wille ist das, was das Gehirn als angebrachte Reaktion für die soziale Akzeptanz sieht, doch der Geist schert sich absolut nicht darum.

Wann haben Sie zuletzt einen Betrunkenen oder einen Fußballhooligan gesehen, der sich bewusst war, dass er sich gesellschaftlich inakzeptabel verhält? Entfernen Sie die Logik der gesellschaftlichen Akzeptanz, entfernen Sie auch den Willen.

Wenn Sie dieses Buch aus Interesse an der Hypnose lesen und überlegen, ein Hypnotiseur zu werden, hoffe ich, dass Sie dieses Kapitel nicht abschreckt. Meine Hoffnung liegt vielmehr darin, dass Sie sich die Frage dieses Kapitels zu Herzen nehmen und die Antwort darauf wirklich verstehen.

Abschließend möchte ich noch sagen, dass, wenn ein Hypnotiseur wirklich und unumstößlich davon überzeugt ist, dass keine Gefahr von der Hypnose ausgeht, dies die Chancen dazu senkt. Wenn Sie überlegen, mit einem Hypnotiseur zu arbeiten, achten Sie auf die Klarheit der Antworten auf Ihre Fragen.

ERINNERUNGSVERFÄLSCHUNG

Anscheinend gibt es sehr viel hierzu zu erfahren. Eine Suche des englischen Begriffs „False Memory Syndrome" bei Google ergab 7,9 Millionen Treffer, der deutsche Begriff wird etwa 6.500 Mal von der Suchmaschine gefunden. Es handelt sich hierbei darum, dass jemand durch eine Analyse oder Suggestion oder auch nur ein Gespräch dafür verantwortlich ist, dass sich jemand anderes an etwas erinnert, das so niemals stattgefunden hat.

Es könnte sich hierbei um die „Erinnerung" einer Misshandlung, die Beziehung einer Person zu ihren Eltern grundlegend verändert hat. Es könnte durchaus zu größeren Problemen führen als jenen, die ursprünglich vorhanden waren.

Jede Erinnerung spiegelt teilweise die Realität wieder und teilweise nicht. Hypnose ist ein wunderbares Hilfsmittel, um Vorstellungskraft und Kreativität anzukurbeln, deswegen würde ich persönlich nichts was von einem hypnotisierten Geist kommt glauben sondern es statt dessen als das behandeln, was es auch wirklich ist: eine subjektive, metaphorische Kreation.

Wie alle anderen hypnotischen Gefahren kann auch dies sehr leicht umgangen werden: Analysieren Sie nicht. Es gibt keine 100% glaubhafte und schlüssige Forschung dazu, dass, wenn man zurück zu einer bestimmten Erinnerung geht, sich die Person darüber bewusst wird, warum ein gewisses Verhalten dort seinen Ursprung hatte und es sich deswegen ändert. Stattdessen können Sie Ihrem Probanden in Hypnose sagen, dass dies und jenes zu dem Problem geführt haben und dass das Problem sich nun aufgelöst hat und was geschieht? Es ist aufgelöst.

Wie auch immer, der amerikanische „Diagnostische und statistische

Leitfaden psychischer Störungen" erkennt die Erinnerungsverfäl-
schung bzw. das False Memory Syndrome nicht als Syndrom an,
also sollten auch Sie sich nicht damit belasten.

IST HYPNOSE EIN NATÜRLICHES PHÄNOMEN?

Ja, es ist ein natürliches Phänomen, aber nicht so, wie man es sonst überall definiert.

Hypnose tritt „natürlich" ein, wenn wir uns in einem Zustand befinden, in dem die Logik aussetzt und unser Bewusstsein – und oft auch unser Gewissen – nicht mehr dominant sind.

Normalerweise handelt es sich hierbei um Situationen, in denen unser normaler Fokus sich verschiebt und wir nicht mehr denken, sondern nur noch handeln. Es sind die Situationen, in denen wir uns hinterher fragen: „Warum habe ich das bloß getan?", oder: „Was habe ich mir dabei nur gedacht?"

Zu diesen Zeiten ist das Unterbewusstsein dominant. Mit dominant meine ich, dass dieser Teil des mentalen Ablaufs die äußeren Reize aufnimmt und ausschließlich darauf reagiert.

Hypnose findet auch natürlich statt im Zeitraum von unserer Geburt bis zu der Zeit, in der unser Gehirn und damit unser Bewusstsein reift.

In den ersten fünf Lebensjahren sind wir alle permanent hypnotisch offen. Deswegen lernen wir in diesem Zeitraum auch deutlich mehr als in den 20 darauf folgenden Jahren zusammen. Dieser Zustand der Offenheit vermindert sich konstant bis zu einem Alter von etwa neun, wenn das Bewusstsein reift und „erwachsen" wird. Aus diesem Grund ist es oft eine Hilfe sich immer wieder vor Augen zu führen, dass ein hypnotisierter Proband in etwa die Reife eines cleveren neunjährigen Kindes hat, da der Geist die emotionale Dominanz niemals ablegt.

Natürliche Hypnose geschieht immer dann, wenn wir uns in hochemotionalen Situationen befinden, wie etwa Angst, Wut oder wir sind Hals über Kopf verliebt bzw. voller Verlangen. In diesen Situationen ist unser Geist dominant und kann daher direkt beeinflusst werden. Dies sind auch genau diese Situationen in denen sich unerwünschte Muster bilden: Phobien, Gewohnheiten oder unerwünschte und unproduktive Überzeugungen. In diesen Situationen entwickeln wir aber auch die guten Verhaltensweisen wie soziales Verhalten und Freundlichkeit - es ist also nicht alles schlecht.

Oftmals wird Hypnose mit Tagträumen in Zusammenhang gebracht oder damit, komplett in etwas vertieft zu sein. Vergleichen wir jedoch das Tagträumen, die Unfähigkeit uns an die Autofahrt einer bekannten Route zu erinnern oder auch das totale Abtauchen in ein Buch oder einen Film mit Hypnose, ist das ein ähnlicher Vergleich wie jener meinen Garten mit einem Februar-Schneesturm in der Antarktis zu vergleichen.

Es sieht vielleicht gleich aus, aber …

Lassen Sie uns zunächst etwas klarstellen, bevor wir hier weitergehen, denn ich habe es satt immer und immer wieder die gleichen Dinge zu lesen, die durch ein wenig Herumexperimentieren oder auch nur ein paar gezielter Gedanken hinweggefegt werden können.

Hypnose hat nichts mit Tagträumen oder sich in einer Geschichte zu verlieren zu tun. Zugegebenermaßen sieht es gleich aus, aber ich habe noch keinen Menschen gefunden, mich eingeschlossen, der es schafft eine positive oder negative Halluzination bei jemandem zu erwirken, der gerade tagträumt. Der Fokus liegt definitiv auf den inneren Vorgängen, aber bei der Hypnose ist auch immer noch ein äußerer Fokus, der Fokus auf den Hypnotiseur, vorhanden, sonst würde die Hypnose nicht funktionieren. Versuchen Sie doch mal einer Person, die gerade in einem Buch vertieft ist, eine Suggestion zu geben, sie werden diese Person nur verärgern, wenn Sie überhaupt zu ihr durch dringen und dieser Ärger ist ebenfalls wieder innerer Fokus.

Der andere weiteverbreitete Irrtum ist, dass man in einen Zustand der Hypnose fällt, wenn man lange Autostrecken fährt oder etwas sich ständig Wiederholendes ausführt. Das ist einfach nur Schrott. Sie erinnern sich nicht an den täglichen Arbeitsweg, wenn nichts Außergewöhnliches geschieht, weil sie durchdrehen würden, wenn Sie sich immer wieder daran erinnern würden.

Wenn Sie genau darüber nachdenken, können Sie sich immer erinnern. Sie schenken dem allzu Bekannten nur nicht Ihre Aufmerksamkeit. Sie hören auch nicht auf, zu denken. Meist fokussieren Sie sich bereits auf einen anstehenden Termin oder unterhalten sich mit Ihren Beifahrern oder hören einfach dem Radio zu. Nur, weil Sie sich nicht daran erinnern gefahren zu sein macht es nicht zu einem hypnotischen Zustand. Sie erinnern sich sicher auch nicht ans Schlafen oder Atmen und dies sind ebenfalls keine hypnotischen Zustände.

Noch mal, versuchen Sie jemandem, der gerade Auto fährt, eine Suggestion zu geben. Diese wird nicht angenommen, es sei denn, der Autofahrer befindet sich gerade in einem emotionalen Zustand, in dem der Geist dominiert. Wenn das aber nicht der Fall ist, werden Sie vermutlich gefragt, was Sie da eigentlich gerade machen, denn der Autofahrer ist bei vollem Bewusstsein und absolut nicht in Hypnose.

Natürlich kann ein guter Hypnotiseur immer und überall Suggestionen anbringen, aber sie müssen diesen Zustand erst herbeiführen. Wie Sie dies bewerkstelligen, werden Sie später noch lernen. Der Fokus des Hypnotisanden darf jedoch nie bei sich selbst liegen. Der

Fokus muss beim Hypnotiseur liegen. Der Tagträumer kann Ihnen immer genau sagen, von was er gerade geträumt hat und welche Rolle er dabei spielte, ebenso wird der Autofahrer, wenn er wirklich gedrängt wird, sich auch an die Autofahrt erinnern können. Die Erinnerung wird vermutlich fragmentiert sein, weil er sich nicht an die Autofahrt erinnern *muss*, nicht, weil er es nicht könnte.

Wie Sie noch sehen werden, ist das bei der Hypnose nicht der Fall.

WER IST EIN HYPNOTISEUR?

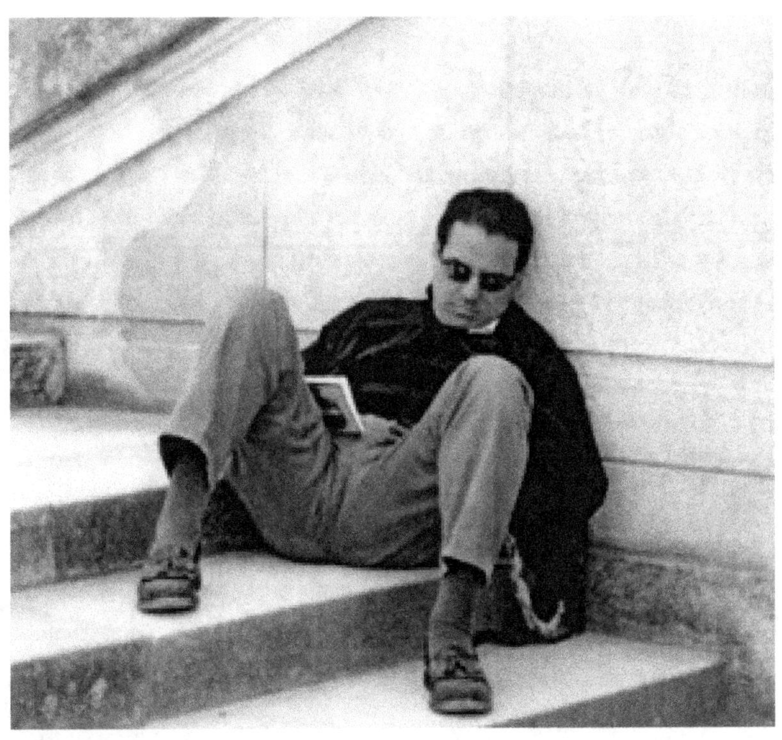

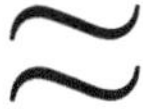

Ein Hypnotiseur stellt den hypnotischen Fokus her und leitet diesen, erwirkt sofortige und permanent gültige Veränderungen in unseren emotionalen Mustern, wenn er heilend arbeitet oder erschafft temporäre neue Realitäten, wenn er der Unterhaltung dient.

Wenn Sie den Führungsaspekt herausnehmen, wird klar, dass jeder Hypnose anwendet und gleichzeitig jeder bereits ein hypnotisches Subjekt in seinem Leben war. Eltern, Lehrer und alle Lebensgefährten erschaffen in uns Überzeugungen und Verhaltensmuster durch direkte Kommunikation mit unserem Geist oder auch durch Erfahrungen mit ihnen. Jedes Mal umgehen sie unser kritisches, logisches Bewusstsein und pflanzen Suggestionen direkt in unser Unterbewusstsein. So lernen wir.

Ich persönlich bin der Meinung, dass genauso auch das Lernen durch Wiederholung funktioniert. Wenn man etwas lange und oft genug wiederholt, trifft man irgendwann einen Zeitpunkt, an dem das Unterbewusstsein dominant ist und eine natürliche Hypnose eintritt. Oder wir sagen es in einer Art und Weise, dass wir einen emotionalen und damit hypnotischen Zustand dabei *herbeiführen*. Wenn dies geschieht, wird die Suggestion akzeptiert und der Lernprozess ist abgeschlossen. Das erklärt auch, warum manche Kinder auch nach unendlichen Wiederholungen manchen Lernstoff nicht in den Kopf bekommen. Aus irgendwelchen Gründen ist deren Geist nie emotional, und damit dominant genug beim Lernen, dass der Lernstoff sich einprägt. Mit anderen Worten fallen diese Kinder nie in Hypnose – jedenfalls nicht im Klassenraum.

Manche Menschen haben ihre Art und ihr Verständnis der Kommunikation so weiterentwickelt, dass sie ganz **bewusst** und **systematisch** ihre Absichten durch den Einsatz von Suggestionen und der Herbeiführung eines spezifischen Geisteszustands und dessen weiterer Effekte andere Menschen dazu bringen können, ihre interne Realität umzustrukturieren. Diese Menschen sind Hypnotiseure.

Die besseren mir bekannten Hypnotiseure – besser ist hierbei natürlich rein subjektiv – scheinen dabei gewisse Eigenschaften gemeinsam zu haben, von denen die auffälligste ihr Selbstbewusstsein ist. Die echten Hypnotiseure haben ein unerschütterliches Vertrauen in sich, dass sie „jeden ausknipsen können". Das ist nicht nur ein Glaube, sondern das geht sehr viel tiefer. Sie wissen es einfach. Das ist für sie so sicher, wie für Sie die Tatsache, dass Sie auch morgen noch Sie sein werden. Bei ihnen tropft das Selbstvertrauen buchstäblich aus jeder Pore.

Außerdem haben sie einen unerschütterlichen Glauben der wiederum zu einer leidenschaftlichen Überzeugung in alles, was sie machen, führt.

Nicht alle wirklich guten Hypnotiseure sind professionelle Hypnotiseure, doch kurioserweise verstehen die Menschen um sie herum trotzdem genau, was sie machen, ob sie nun dieses Etikett tragen oder nicht. Wie oft sind Sie schon völlig in den Bann eines begeisternden Redners gezogen worden, wurden völlig eingenommen von einem leidenschaftlichen Lehrer oder Elternteil, verzaubert von einem fanatischen Freund oder hingerissen von einem bittenden Kind?

Sogar unsere beschreibende Sprache zeigt unser tiefes Verständnis davon, was, wo und von wem Hypnose ausgeht. Genau deswegen, ob Sie sich an dies erinnern oder nicht, werden Sie bereits eines der oben aufgeführten Dinge getan haben und somit ist eines ohne Zweifel und ganz sicher:

Die Antwort auf die Frage „Wer ist ein Hypnotiseur?" ist also:

Sie sind einer.

Sie wissen es nur vielleicht noch nicht.

WER KANN HYPNOTISIERT WERDEN?

Wenn Ihnen klar ist, dass Hypnose die Gabe und die Akzeptanz von Suggestionen ist, gibt es nur eine Antwort: jeder. Wenn Sie allerdings fragen, bei wem ein Zustand hergestellt werden kann, in dem gewisse Phänomene erzeugt werden können, ist die Antwort: Jeder der genug Vorstellungskraft aufweist und diese Kreativität anderen zeigen kann.

Autisten können meiner Meinung nach hypnotisiert werden, aber wir könnten nicht in der Lage sein, den beobachteten Zustand zu deuten.

Menschen mit Down Syndrom befinden sich am anderen Ende der Skala und zeigen die Effekte der Hypnose sehr viel leichter und schneller als dies bei „normalen" Menschen der Fall ist.

Angeblich sind einige Menschen bessere „Subjekte" für die Hypnose als andere. Ich denke, das ist nicht richtig. Manche Menschen können durchaus eher hypnotisiert aussehen, doch das ist meiner Meinung nach deswegen so, weil sie den Suggestionen besser folgen als andere.

Nachdem eine Person ein paar Mal hypnotisiert wurde, wird diese besser darin diesen Zustand zu erreichen und zeigt dadurch das angestrebte Verhalten, nach dem der Hypnotiseur Ausschau hält ausgeprägter oder schneller. Das liegt nicht daran, weil derjenige besser hypnotisiert wurde, sondern daran weil der Hypnotisand besser darin wurde, die Hypnose zu *erreichen*.

Eine andere Möglichkeit für diese Überzeugung kann natürlich auch sein, dass der Hypnotiseur die falschen Methoden angewendet hat und seinen Job nicht richtig durchgeführt hat. Unter den Hypnotiseuren bin ich natürlich der Beste. So wie jeder andere Hypnotiseur auch. Das ist keine Arroganz, sondern notwendiges Selbstvertrauen.

Trotzdem gibt es Zeiten, in denen ich nicht alle Register ziehe. Manchmal, zugegebenermaßen sehr selten, bin ich nicht wirklich perfekt und verpatze es. Manchmal lässt mich mein fantastisches und enzyklopädisches Wissen im Stich und das, was es braucht um eine Person zu hypnotisieren geht mir vollkommen abhanden.

Manchmal versage ich. Das passiert in etwa ein bis zwei Prozent der Fälle. Das zeigt jedoch nicht den Widerstand des Probanden oder wie gut oder schlecht sie zu hypnotisieren sind. Es zeigt nur, dass **ich** fehlbar bin. Ich weiß, das ist sehr schwer zu akzeptieren, aber bitte nehmen Sie sich einen Moment Zeit und versuchen es.

Ich habe Folgendes schon immer in meinen Kursen gesagt:

„Ich weiß, dass jeder Mensch hypnotisiert werden kann, aber ich weiß auch, dass ich vielleicht nicht in der Lage dazu bin, jeden Menschen zu hypnotisieren."

Und ich weiß auch, dass es irgendjemanden geben wird, der mir nun schreibt, dass genau diese Einstellung dazu führt, dass ich nicht jeden hypnotisieren kann.

Das ist schon ok. Ich denke, für mich reicht es, außergewöhnlich gut zu sein, ich strebe ohnehin nicht danach, perfekt zu sein.

SELBSTSUGGESTION

Die Frage ist „Kann ich mich selbst hypnotisieren"?

Nein. Jedenfalls nicht in der Art und Weise, bzw. nicht mit der Intensität, wie ein Hypnotiseur es schaffen würde. Es gibt eine Lehrmeinung, die besagt, dass jede Hypnose Selbsthypnose sei, weil der Proband schließlich mitmachen müsste und zulassen müsste, was geschieht. Das ist Blödsinn.

Wenn das wirklich wahr wäre, wäre jede Ausbildung Selbstausbildung, jede Regierung Selbstregierung und jede medizinische Operation Selbstoperation und das geschieht wirklich nur in Filmen.

Bei der Hypnose sieht man sofort Ergebnisse – das habe ich nur sehr selten bei Selbsthypnose gesehen. Es sei denn, die Person hat sich schon selbst über einen längeren Zeitraum hypnotisch darauf trainiert, ein sofortiges Ergebnis zu zeigen. Das ist aber nicht Hypnose, wie wir es hier verstehen – der Zustand und die Arbeitsweise, wie sie ursprünglich Anwendung fand - sondern eher das Ergebnis von Selbstsuggestion, was absolut nicht das Gleiche bedeutet. Ständige Wiederholungen von Selbstsuggestionen können und werden nach einer gewissen Weile der Anwendung Wirkung zeigen. Bewusst hervorgerufene Entspannung ist gut aber nicht zu verwechseln mit Hypnose.

Hypnose – wir reden hier über den beobachtbaren und dokumentierten Zustand, für den das Wort ursprünglich erschaffen wurde – bedingt, dass Suggestionen wirken. Außerdem bedingt sie, dass ein Hypnotiseur vorhanden ist oder ein hypnotisierendes Ereignis außerhalb des Probanden stattgefunden hat. Also kann es in der Realität keine Selbsthypnose geben, bei der der Fokus auf dem Hypnotiseur und nicht auf dem eigenen Selbst liegt.

Lassen Sie uns dies noch etwas weiter beleuchten: Bei einer Hypnose wird Ihr Bewusstsein umgangen, ausgeschaltet, ignoriert und/oder unterdrückt und Ihr Unterbewusstsein erlangt so Dominanz. Allein das sollte schon klar machen, dass dies nicht geschehen kann, wenn **Sie selbst** diesen Prozess mit ihrem Bewusstsein einleiten wollen. Es ist durchaus möglich, dass Sie ihr Bewusstsein ausschalten und somit Ihren Geist sich selbst überlassen können ohne jede Richtungsvorgabe. Das ist dann Meditation, die ebenfalls keine Hypnose darstellt.

Aufnahmen, egal ob von Ihnen selbst erstellt oder von einem anderen Hypnotiseur angefertigt, stellen ebenfalls keine Selbsthypnose dar. Der Hypnotiseur gibt die Richtung vor, nicht Ihr Bewusstsein. Und die Chance, dass Sie so einen echten hypnotischen Zustand erreichen ist sehr gering. Trotzdem wirkt diese Art der Suggestionsgabe, es ist eben nur keine Hypnose, sondern Selbstsuggestion.

Offensichtlich ist Selbstsuggestion sehr wichtig in unserem Leben. Wir geben uns selbst ständig Suggestionen. Es gibt dabei nur ein Problem: Die meisten uns selbst gegebenen Suggestionen sind Bestätigungen ungewollten Verhaltens oder Glaubensgrundsätzen und kein Ersatz oder Verbesserung dieser.

„Ich weiß nicht, warum ich es weiter versuche, ich bin einfach schlecht darin!" ist zum Beispiel ein gutes und oft genutztes Beispiel für Suggestionen, die sich Menschen ständig selbst geben.

Eine der ersten wirklich sinnvollen Selbstsuggestionen, die im späten 18. Jahrhundert erstellt wurde, ist Emilie Coues „Jeden Tag werde ich in jeder Art und Weise immer besser und besser." Leider ist dieser Satz inzwischen so klischeebehaftet, dass er kaum noch verwendet wird, obwohl er ebenso gut funktioniert wie die Sätze, die wir uns ständig selbst vorsagen.

Das Starren auf Kerzenflammen, Punkten auf der Wand oder sich ein Szenario vorzustellen, bei dem man einen Fluss hinabtreibt usw. stellt alles keine Hypnose dar. Meditation, ja, aber keine Hypnose. Hypnose benötigt direkte Kommunikation mit dem Geist ohne eine Störung vom Bewusstsein. Das kann jedoch nur durch eine weitere Person geschehen.

Wir können uns also nicht selbst hypnotisieren, aber können wir uns dem Umgehen des Bewusstseins annähern? Ja, wir können es überladen.

Versuchen Sie Folgendes: Sagen Sie Banane zu sich selbst so lange, bis es keinen Sinn mehr macht. So lange, bis das Wort lediglich noch eine Abfolge von Tönen ist.

An diesem Punkt verliert das Bewusstsein das Interesse und somit die Aufmerksamkeit und das Unterbewusstsein übernimmt. Irgendetwas wiederholt eine Tonabfolge, ein Muster, das mit den Tönen verknüpft ist, aber es ist nicht das Bewusstsein, also muss es das Unterbewusstsein sein. Wenn Sie sich jetzt eine Suggestion geben, ist das das Nächste, was Sie in Bezug auf Hypnose jemals machen können, wenn sie allein sind.

Der Grund, warum sie so nah an den Zustand einer Hypnose heran kommen ist, dass Sie Ihr Bewusstsein umgangen haben. Ihr Bewusstsein arbeitet logisch. Es kann nicht gut mit Fantasie umgehen oder mit etwas, das keinen Sinn macht, wie zum Beispiel Verhalten und Überzeugungen. Wir spüren dies in Zeiten, wenn unser Bewusstsein dominant ist und wir uns ein Kunststück ansehen und dieses für uns überhaupt keinen Sinn ergibt.

Wenn wir jedoch von unserem Geist und nicht von unserem Gehirn dominiert werden, können wir in jedem noch so seltsamen und sinnlosen Kunstwerk einen Sinn entdecken und wir können diesen Sinn in unserer inneren Realität akzeptieren.

Alles, das eher auf unseren Geist als auf unser Gehirn abzielt, könnte man als Suggestion oder als Symbol ansehen. Somit ist alles, welches das Etikett „Kunst" oder „Fantasie" trägt, eine Art der Hypnose und ein weiterer Weg unser Bewusstsein zu umgehen. Wenn Sie sich also selbst Suggestionen geben wollen, sollten Sie dabei künstlerisch sein. Seien Sie also nicht logisch, seien Sie so fantasievoll und kreativ, wie es Ihnen nur möglich ist. Seien Sie so unlogisch wie möglich. Sie müssen Ihr Bewusstsein umgehen, um Ihrem Unterbewusstsein Dominanz zu verschaffen. Erinnern Sie sich daran, wann dieser Zustand natürlich auftritt: wenn Sie eine emotionale Überladung erfahren.

Der Trick dabei ist es, sich mehr darum zu kümmern, wie Sie sich fühlen als darum, was sie sagen. Wenn Sie also Selbstsuggestionen anwenden, stellen Sie sich immer vor, wie Sie sich fühlen würden, wenn Sie das Ziel bereits erreicht hätten.

Vor dort aus ist es nur noch ein kleiner Schritt, Ihre Vorstellungskraft in Gang zu bringen. Ich gebe Ihnen ein kleines Beispiel:

Nehmen wir an, Sie möchten Ihre Erinnerung verbessern (Menschen haben kein schlechtes Gedächtnis, nur ein ineffizientes Erinnerungsvermögen). Denken Sie daran, wie Sie sich fühlen würden, wenn sie aus Ihrer Erinnerung jede Menge Fakten und Zahlen ziehen könnten, die Ihre Mitmenschen erstaunen würden – Sie eingeschlossen.

Bekommen Sie nun diese Gefühle in den Griff und stören Sie sich nicht daran, wenn Sie unter anderem Stolz, Triumph und auch Selbstzufriedenheit spüren. Es ist nichts falsch daran so zu empfinden. Bedenken, dass andere Leute dies als Arroganz auslegen könnten, schieben Sie bitte beiseite. Konzentrieren Sie sich nur darauf, was sich gut anfühlt.

Nutzen Sie nun einen Ausdruck, der das, was Sie gerade fühlen am besten beschreibt. Wenn ich diese Übung mache, fühle ich, dass das Wort „voll" es sehr gut trifft.

Jetzt nutze ich diesen Ausdruck als Suggestion, indem ich „voll" immer und immer wieder wiederhole, bis es ein Mantra geworden ist, bis es keinen **Sinn** mehr ergibt. So verankere ich das Wort „voll" mit dem Gefühl, das ich vollkommen zufrieden mit mir bin, ein Gefühl, dass sich sonst eher einfach so in uns einstellt, als das wir es aktiv in uns abrufen.

Nachdem ich dies nun ein paarmal durchgeführt habe, verselbstständigt sich diese Suggestion und jedes Mal, wenn ich mich an etwas erinnern möchte, wird das Gefühl automatisch abgerufen. Mit anderen Worten, es wird zu einer Auto-Suggestion. Ab diesem Punkt brauche ich nichts mehr aktiv zu machen, was genau das ist, was wir mit Hypnose erreichen wollen und auch erreichen. Ich denke, dass es ok wäre, dies Selbsthypnose zu nennen, obwohl Selbsthypnose nicht existiert.

Ich erwähne CHINOSIS™ hier nur. Obwohl es nicht dazu bestimmt ist, in irgendeiner Art und Weise Selbsthypnose genannt zu werden, haben wir hiermit eine hypnotische Technik entwickelt, die an sich selbst angewendet werden kann. Diese Technik arbeitet nicht mit Suggestionen, sondern mit hypnotischem Symbolismus kombiniert mit selbst ausgeführter Akupressur und ist für alles einsetzbar, was die Selbsthypnose können soll, nur ohne den Stress dafür vorher in eine Trance gelangen zu müssen.

EINSATZGEBIETE DER HYPNOSE

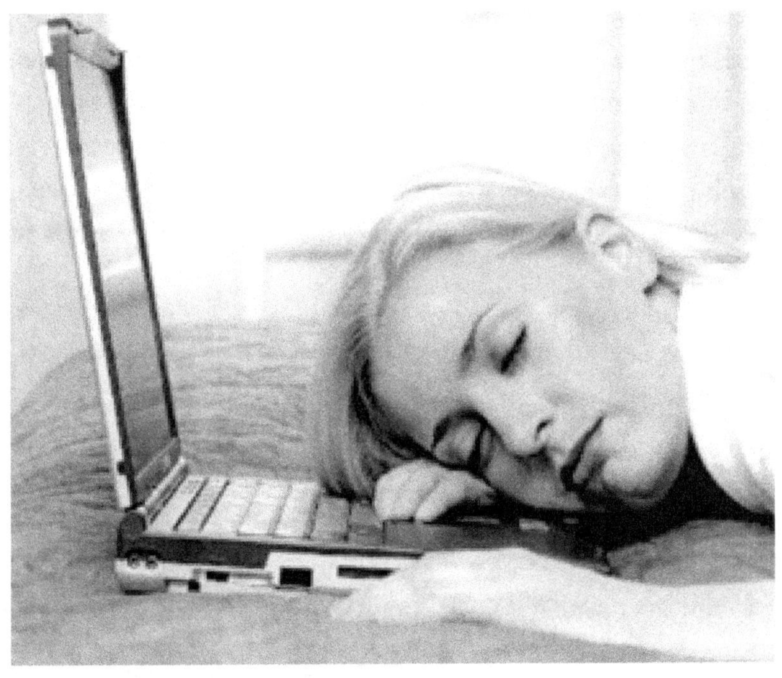

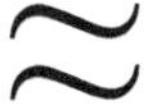

Hypnose kann eingesetzt werden, um auf Emotionen und den damit im Zusammenhang stehenden Verhaltensweisen, Glaubenssystemen und mentalen Mustern Einfluss zu nehmen.

Nennen Sie eine menschliche Emotion und den daraus resultierenden physischen Zustand und die Chancen stehen sehr gut, dass jemand irgendwo bereits Hypnose genutzt hat, um genau diesen Zustand herzustellen, zu lindern, zu verstärken, zu reduzieren oder zu verändern.

Stress, die Effekte eines Traumas, physischer oder emotionaler Schmerz, wie beispielsweise bei einer Geburt, Motivation, Erinnerung, Brust- und Penisvergrößerung, Gewichtskontrolle, Verbesserung beim Sex, in Beziehungen, in der Bildung und sogar Zeitreisen in Form von Regression in frühere Leben oder auch in zukünftige Leben, sind nur ein paar Dinge, die mir auf Anhieb als Einsatzgebiete einfallen.

Auch, wenn man durch Hypnose physiologische Probleme nicht hundertprozentig beseitigen kann, kann sie doch die Einstellung und Wahrnehmung so verändern, dass der körpereigene Heilungsprozess ungehindert stattfinden kann.

Ich empfinde es als sehr traurig, dass solch eine bemerkenswerte und hervorragende Technik, die wunderbare Erfahrungen schenken kann, dank ihrer Lukrativität und dem bei vielen Therapeuten heute vorrangigen Fokus auf Umsatz, fast nur noch mit Raucherentwöhnung und Gewichtsreduktion in Verbindung gebracht wird.

An der Academy of Hypnotic Arts fokussieren wir uns auf Persönlichkeitsentwicklung und –verbesserung, sowie auf metaphysische Themen, beides Gebiete, denen leider viel zu wenig Aufmerksamkeit geschenkt wird und die oft nur durch komplizierte und mühselige Methoden für sich alleine erfahrbar und erweiterbar sind – viele dieser Methoden haben oder hatten jedoch Hypnose als Grundlage.

Hypnose kann einschränkende Glaubenssysteme beseitigen und somit sicherstellen, dass natürliche und erlernte Fähigkeiten mit Genauigkeit und Beständigkeit ausgeführt werden. Doch, was auch immer diese Sache, die Talent genannt wird, ist, es wird noch immer benötigt, um wirklich „brillant" zu sein. Leistungsfähigkeit im Berufsleben, beim Sport und in Beziehungen kann deutlich von Hypnose profitieren. Sogar der absolut Beste von uns kann unter einer Beschränkung leiden, egal, ob dabei das Spielfeld ein Fußballfeld, ein Büro oder das Bett ist. Fakt ist, dass die Entfernung dieser Beschränkung auf jeden Fall die Freude und auch den Erfolg bei der entsprechenden Tätigkeit erhöht.

Hypnose kann auch zu reinen Unterhaltungszwecken genutzt werden. Dabei kann sich die Erfahrung der Wunder des Lebens vertiefen oder es handelt sich einfach um einen Urlaub vom Alltag.

Verbesserung des Erinnerungsvermögens, Kontrolle des Stresslevels, Erhöhung der Kreativität oder auch eine Verbesserung des Selbstbildes und des Glaubens an sich und seine Fähigkeiten sind möglich.

Unser Antrieb ist immer emotionaler Natur und Sinn und Zweck unserer Existenz sind unsere Erfahrungen in dieser Welt und unser Gebrauch und Bewegung von Energie. Deswegen möchte ich noch anführen, dass wir Hypnose nicht nur für **alles** einsetzen können, sondern auch sie auch wirklich für **alles** einsetzen sollten.

Wir sind wirklich buchstäblich das, was wir denken und Hypnose ist der ultimative Weg unser Denken so zu verändern, dass wir unsere Wünsche wahr werden lassen und wirklich so werden, wie wir sein wollen.

Ich möchte aber trotzdem auf ein oder zwei der häufigsten Beispiele, für was Hypnose einsetzbar ist, eingehen und sie in die richtige Perspektive bringen: Brust- und Penisvergrößerung. Bei beidem gab es bereits Erfolge zu verzeichnen, und zwar meist durch Folgendes:

Die weibliche Brust vergrößert sich ganz automatisch in bestimmten Lebenssituationen. Auf jeden Fall ist eine Schwangerschaft so eine Situation, doch auch jeder Menstruationszyklus löst bei vielen Frauen eine Brustvergrößerung aus. Generell hilft auch ein guter Muskeltonus, wenn man sich also stark auf den Brustbereich konzentriert, führt das oft zu einer generellen Straffung, die auch die Brust betrifft. Die Brust kann durchaus so vergrößert werden, aber das ist keine genaue Wissenschaft. Ein Arzt kann vor einer Operation genau bestimmen, wie groß die Brust werden und welche Form sie nach der Behandlung haben wird, aber ein Hypnotiseur nicht. Der Hypnotiseur kann jedoch sehr zuverlässig das Fehlen von Narbengewebe und den Ausschluss einer Abstoßreaktion vorhersehen. Und die Gefahr durch ein Anästhetikum zu sterben besteht natürlich auch nicht.

Die Penisgröße wird durch die Durchblutung gesteuert. Je besser die Durchblutung, umso größer Umfang und Länge. Die Durchblutung wird durch den physiologischen und den emotionalen Zustand, sowie durch die Ernährung beeinflusst. WENN wir all diese Faktoren beeinflussen können, wirkt sich das auch auf die Penisgröße aus.

Die Sache ist nämlich die: Die meisten 17 jährigen Jugendlichen sind durchaus zufrieden mit der Größe und dem Benehmen ihres Gliedes und werden niemals zu Ihnen kommen und nach mehr fragen. Die Männer, die mit diesem Problem zu Ihnen kommen werden, werden die untersetzten und neurotischen Männer mittleren Alters sein, deren Ernährung der einer alkoholkranken Ratte gleicht und deren Durchblutung mit dem Feierabendverkehr eines verschlafenen Dörfchens vergleichbar ist.

Diesen Kerlen können wir helfen. Befreien Sie sie von der Angst ihrer nachlassenden Manneskraft und es werden automatisch ein paar Zentimeter hinzukommen. Und das kann sofort geschehen. Ich kenne einen Mann, der Chinosis für dieses Problem für ihn zufriedenstellend angewendet hat. Wenn Sie dann noch den Wunsch und den Spaß an einer gesunden Ernährung und mehr Sport wach kitzeln, erledigt das noch den Rest.

Was ich bisher noch nicht gesehen habe, sind Veränderungen an genetischen Mustern. Ich glaube nicht, dass man mit Hypnose unsere genetische Blaupause verändern kann.

Tatsache ist, dass ich bisher noch nichts davon gehört oder gesehen habe, dass man durch Hypnose die Ohr-, Nasen oder Lippenform verändern konnte. Auch kenne ich keinen Hypnotiseur, der es geschafft hat, dass Haare nachgewachsen sind, jedenfalls nicht, wenn diese nicht aufgrund von Angstzuständen oder Krankheit ausgefallen sind. Und die Körpergröße konnte meines Wissens nach so auch noch nicht manipuliert werden.

Krebs wurde schon positiv durch Hypnose beeinflusst, doch meiner Meinung nach ist das nur deswegen möglich, weil Krebs eine Art Selbstzerstörungsprogramm des Körpers ist, der durch das Unterbewusstsein ausgelöst werden kann. Mit Hypnose kann man dieses Programm jedoch umschreiben, damit den Selbstheilungsprozess im Körper in Gang setzen und so das emotionale Gefängnis unseres Körpers auflösen.

Ich lebe immer in der Hoffnung, dass es irgendwann einen Hoffnungsschimmer geben wird, der mir zeigt, dass ich falsch damit liege, dass wir nicht alles „heilen" können.

Ich warte.

HYPNOTISCHE PHÄNOMENE:
Erkennen und Testen

Wie erkennen Sie, ob Sie oder jemand anderes hypnotisiert ist?

Sie testen es.

Sogar jemand, der schon so lange wie ich im Geschäft ist und einen hypnotischen Sinn entwickelt hat und spürt, wann jemand in hypnotischer Trance ist, kann die Zeichen übersehen. Also halten wir Ausschau nach gewissen Phänomenen, die wir erwarten können und testen dann ob wir auch *wirklich* das sehen, was wir sehen wollen. Nur, um wirklich sicher zu sein.

Die akzeptierte Definition des Wortes „Trance" ist ein Zustand mit deutlich veränderter psychologischer Aufmerksamkeit und physiologischem Zustand.

Einfacher ausgedrückt, Ihr Bewusstsein driftet irgendwo hin oder ist umgangen und gewisse beobachtbare Veränderungen finden im Körper statt. Oftmals, wenn auch nicht immer, beinhaltet dies Entspannung. Wenn in Ihrer Vorstellung Entspannung zur Hypnose gehört oder wenn der Hypnotiseur diese suggeriert und Sie dies akzeptieren, wird Entspannung auf jeden Fall eintreten.

Bitte denken Sie daran, dass es sich hierbei um einen hergestellten Zustand handelt als direkte Reaktion auf eine Suggestion. „Trance" ist nicht Hypnose, nur ein Symptom dieser.

Eines ist klar: Eine hypnotisch hergestellte „Trance" entbehrt jeglichen Vergleichs in der durchschnittlichen Erfahrungswelt eines Menschen, außer der mit Zeiten überwältigender Emotionen. Also wie genau können wir feststellen, ob jemand hypnotisiert ist? Zu beschreiben, wie es sich anfühlt, wenn jemand in unserer Gegenwart hypnotisiert ist, ist unmöglich und auch nicht nötig. Ich habe schon hundertfach Menschen erlebt, die genau erkennen konnten, wann jemand bei einer Bühnenshow „weg" war oder nicht. Das erkennt man instinktiv, also würden Sie wahrscheinlich erkennen, ob jemand anderes „weg" ist.

Es gibt jedoch auch spontane Phänomene, die beobachtbar sind und ich empfinde es als sehr nützlich, diese zu kennen.

REM (Rapid Eye Movement): Häufig tritt ein Flattern der Augenlider und eine schnelle Bewegung der Augäpfel von links nach rechts auf, wie es auch im Traumschlaf zu beobachten ist.

Erröten: Viele Leute erröten, wenn sie hypnotisiert sind, besonders im Gesicht und im Halsbereich. Teilweise beschleunigt sich auch die Herzfrequenz, was das Erröten durch den erhöhten Blutfluss erklären würde. Auf der anderen Seite ist Hypnose ein Zustand, in dem das emotionale Unterbewusstsein dominant ist und ein Erröten ist auch oft Ausdruck eines erhöhten emotionalen Zustandes. Sehen Sie sich nur jemanden an, der sich schämt oder der sehr wütend ist und Sie können emotionales Erröten sehr gut beobachten.

Physische Dissoziation: Wenn Sie die Hand eines hypnotisierten Probanden in die Höhe heben, wird dieser die Hand nicht zurückziehen. Wenn Sie die Hand dann loslassen, wird diese entweder leblos herunterfallen oder in dieser Position bleiben. Kneifen Sie einmal sehr fest in die Hand eines Menschen in Hypnose und Sie werden weder einen schmerzerfüllten Aufschrei, ein Zucken oder irgendeine Reaktion erhalten, sogar wenn Sie nicht vorher suggeriert haben, dass die Hand taub oder „wie abgestorben" ist. Stellen Sie aber sicher, dass Ihr Proband wirklich hypnotisiert ist, bevor Sie dieses Experiment durchführen, sonst ernten Sie vielleicht eine Ohrfeige. Andere Reaktionen, die Sie beobachten könnten, sind, dass der Kopf auf die Brust sinkt oder nach hinten kippt, die Atmung sich vertieft oder generell eine Schlaffheit des Körpers eintritt. Wenn Ihre Hypnotisanden der Meinung sind, dass dies alles zu einer Hypnose gehört, werden Sie diese Phänomene beobachten können. Natürlich werden Sie diese Phänomene auch sehen, wenn Ihre Probanden in Hypnose sind und Sie die entsprechenden Suggestionen geben und Sie können durch gezielte Suggestionen noch viel mehr beobachten.

Ein Phänomen, das ich jedoch bisher bei jedem von mir hypnotisierten Menschen gesehen habe, ist, dass sie nicht mehr viel selbst machen, sie erstarren. Natürlich hat das nichts mit Kälte zu tun – die Körpertemperatur steigt eher, aber wenn man mal von den Bewegungen, die das Atmen mit sich bringt und dem ein oder anderen unwillkürlichen Muskelzucken absieht, hören sie auf, sich zu bewegen.

Bewegungen, die normalerweise zu beobachten sind, verschwinden vollkommen. Erst wenn wir deren Fokus auf ein emotionales Thema lenken, tauchen sehr spezifische Bewegungen wieder auf, die die ursprünglichen ersetzen. Wir nennen diese Bewegungen ideomuskuläre Reaktionen, oder kurz IMR. Es gibt einige hypnotische Techniken, die diese Reaktionen nutzen, um mit dem Unterbewusstsein in Kontakt zu treten. Ich persönlich ziehe allerdings vor, dem Unterbewusstsein die Kontrolle über das Sprachzentrum zu geben und einfach Fragen zu stellen.

Wenn ich die IMR nutze, halte ich es möglichst einfach. Natürlich auftretende IMR sind zum Beispiel Kopfnicken oder –schütteln und Lächeln. Wenn ich also sage: „Nicken Sie mit dem Kopf, wenn Sie mich verstehen" ist dies sehr viel natürlicher, als wenn man „Ja" und „Nein" durch Fingerbewegungen ausdrücken lässt. Wenn Sie IMR mögen, ist das völlig ok. Es gibt allerdings keinen zwingenden Grund, diese einzusetzen, es sei denn als Bestätigung der Hypnose für den Probanden. Darüber werden wir später noch sprechen.

Vielleicht werden Sie alle oben beschriebenen Reaktionen während einer Sitzung beobachten können, vielleicht auch keine. Sorgen Sie sich nicht darum. Visuelle Beobachtungen sind nicht immer die beste Art und Weise um bewerten, ob ein Proband in Hypnose ist oder nicht. Was Sie fühlen, ist ebenso wichtig als das, was Sie sehen. In diesem Buch werden Sie immer wieder daran erinnert werden, dass Ihr Instinkt und Ihre Absicht die wichtigsten Werkzeuge für Sie als Hypnotiseur sind. Wenn Sie sicher sind, dass Ihre Probanden hypnotisiert sind, werden sie es höchstwahrscheinlich auch sein. Und wenn Ihre Probanden sicher sind, sich in Hypnose zu befinden, werden sie es auch sein.

Gleich werde ich Ihnen erzählen, wie Sie während einer Sitzung testen können, ob Ihr Proband in Hypnose ist doch zunächst möchte ich Ihnen zeigen, dass es oft sehr viel einfacher ist, nach der Hypnose zu prüfen, ob diese wirklich stattgefunden hat. Posthypnotische Phänomene beinhalten so gut wie immer Folgendes:

Zeitverzerrung: Es ist sehr weitverbreitetes Phänomen, dass hypnotisierte Menschen die Zeit, die sie in Hypnose verbracht haben, überhaupt nicht bestimmen können. Manchmal sind Probanden der Meinung, dass nach einer 20-minütigen Sitzung noch gar nichts geschehen sei und man doch endlich anfangen solle. Ich hatte sogar schon Klienten, die mich nicht bezahlen wollten, weil sie der Meinung waren, dass nichts geschehen sei. Diese Leute habe ich dann erneut in Hypnose versetzt und sichergestellt, **dass sie wussten, dass etwas geschehen war**.

Teilweiser oder vollständiger Erinnerungsverlust: Während einer Beratungssitzung tritt dies bei so gut wie jedem Menschen auf, geschieht dies nicht, lag es in der Regel daran, wie die Hypnose abgelaufen ist oder beendet wurde. Es kann durchaus sein, dass noch klar ist, worum es im Großen und Ganzen bei der Sitzung ging oder es werden vereinzelte Aktionen erinnert. Oft wird aber rein gar nichts erinnert. Ich suggeriere meist, dass alles, was wichtig erscheint, gerne mit ins Bewusstsein genommen werden darf, aber das hat meiner Erfahrung nach nichts daran geändert, ob sich die Probanden später erinnern können oder nicht.

Wir sprechen hier nicht von suggerierten Phänomenen, sondern von spontan auftretenden. Dies alles geschieht ganz automatisch ohne Ihr Zutun.

Es gibt noch ein Phänomen, dass ich hier noch nicht angesprochen habe und ohne das Sie keine Hypnose, mit der Sie arbeiten können haben, auch wenn Sie sonst alle anderen Phänomene beobachten können.

Akzeptanz von Suggestionen

In der Hypnose müssen Suggestionen und Anweisungen ohne Zögern ausgeführt werden. Wenn dies nicht erreicht wird, haben Sie alles Mögliche, aber garantiert keine Hypnose und Sie als Hypnotiseur hätten absolut keine sinnvolle Aufgabe mehr zu erfüllen. Wenn Ihre Hypnotisanden Ihre Suggestionen, Anweisungen oder Anleitungen nicht akzeptieren, könnten sie auch genauso gut mit einem Typen aus der Kneipe reden.

Die frühen Väter der Hypnose zu Beginn des 20. Jahrhunderts testeten die Hypnose mit physischer Katalepsie oder dem Unvermögen bewusst ein Körperteil zu bewegen. Ganz einfach kann dies erreicht werden, indem man ein Körperteil an einem Möbelstück „festklebt", also dem Probanden zum Beispiel sagt, dass dieser nicht mehr aufstehen kann und ihn somit buchstäblich an den Stuhl, auf dem er sitzt, klebt oder ganz bewusst eine Katalepsie, wie das Unvermögen einen Arm zu heben oder zu beugen erzeugt.

Milton Erickson nutzte gern visuelle Halluzinationen, um die Hypnose zu testen. Er suggerierte hierzu häufig, dass ein Hund neben dem Probanden saß oder auch, dass irgendetwas im Zimmer auf einmal verschwunden war.

Dies sind exzellente Tests. Bitte lassen Sie sich nicht von ihrem scheinbaren Spielcharakter abschrecken. Wenn Sie keinen Test durchführen und eine Analyse vornehmen wollen, spielen Sie eventuell lediglich mit Ihrem Klienten und das Ergebnis wird wahrscheinlich sehr viel negativer ausfallen.

Die moderne Hypnotherapie ist der Meinung, dass solche Art „Tricks" ausschließlich auf die Bühne gehören und selbst dort nur von Hypnotiseuren gezeigt werden, die die Hypnose nicht wirklich verstehen. Die Wahrheit ist allerdings, dass, wenn Sie diese Tests nicht durchführen können, sie nicht hypnotisieren können und Sie wären mit Sicherheit nicht dazu in der Lage, diese „Tricks" anzuwenden, wenn sie das ganze Thema nicht verstehen würden. Ohne die Akzeptanz dieser Suggestionen führen Sie nichts weiter als klinische Entspannungstherapie durch und die hat bestenfalls eine verschwindend schlechte Erfolgsquote.

Also testen Sie.

Ein paar gute Tests habe ich bereits erwähnt, doch möchte ich Ihnen folgende auch nicht vorenthalten:

Von Barry Thain – einem klinischen Hypnotiseur: Sagen Sie Ihrem Klienten, dass das Licht erlischt, wenn Sie in die Hände klatschen. Lassen Sie dann die Augen öffnen und klatschen einmal. Wenn die Suggestion wirkt, können Sie beobachten, dass die Pupillen Ihres Probanden sich vergrößern, wie sie auch in einem dunklen Raum reagieren würden.

Sagen Sie Ihren Hypnotisanden, dass, wenn sie die Augen öffnen und mit Ihnen sprechen, deren Arm in die Höhe steigt und dort verharrt, ohne dass dies bemerkt wird.

Im Grunde können Sie mit jeder Suggestion die Hypnose testen. Wenn den Suggestionen gefolgt wird, ist die Hypnose erreicht. Was genau diese Suggestionen beinhalten, sollte meiner Meinung nach sofort beobachtbar sein. Denken Sie sich also etwas Physisches aus.

ECHTER RAPPORT

In vielen Büchern über Hypnose und Manipulation, auf jeden Fall in jenen, die zeitlich nach der Einführung von NLP geschrieben wurde, wird seitenweise darüber berichtet, wie man Rapport herstellt und aufrechterhält. Die Seite dictionary.com definiert Rapport wie folgt:

„RAPPORT:
Eine Beziehung, die auf gegenseitigem Vertrauen oder emotionaler Verbundenheit fußt."

Mit anderen Worten ist Rapport im Grunde nichts anderes als Freundschaft.

In letzten drei Dekaden wurde sehr viel Beobachtungs- und Forschungsarbeit in dieses Gebiet gesteckt. Als ein Ergebnis wurde gefolgert, dass Menschen in Rapport die Bewegungen und Haltungen des Gegenübers spiegeln. Sie sprechen miteinander mit sehr ähnlichem Wortschatz, indem sie visuelle, auditive oder kinästhetische Ausdrücke wählen und sich so in der Ausdrucksweise einander angleichen, wenn auch nicht immer.

Die Theorie des „Rapport Herstellens" besagt weiter, dass wenn Sie ganz bewusst Ihr Gegenüber kopieren oder spiegeln und dessen Ausdrucksweise nutzen, dies zwischen Ihnen und Ihrem Gegenüber Rapport herstellt.

Was genau hier beobachtbar ist, sind die Ergebnisse oder besser die Symptome von Rapport, nicht dessen Grundlage. Zu denken, dass Menschen, die die gleichen Symptome zeigen, sich im gleichen Zustand befinden, ist nichts anderes als davon auszugehen, dass, wenn zwei Menschen husten, beide eine Bronchitis haben, obwohl der Eine an Lungenkrebs und der Andere an Tuberkulose leidet. Ähnliche Symptome deuten nicht auf die gleiche Krankheit hin. Zwei Frauen, die das gleiche Abendkleid tragen, stehen nicht automatisch miteinander in Rapport, jedenfalls nicht in einer freundlichen Art und Weise. Nachdem ich jede Menge Seminare gesehen, Tonnen von Büchern gelesen, mit allen möglichen Ideen experimentiert und natürlich auch jede Menge der sogenannten Experten beobachtet habe, bin ich zu einem Schluss gelangt: Dies alles funktioniert nur für die Menschen, die daran glauben, jene, die bereits hypnotisch auf diese Muster trainiert wurden und deren Verhalten bestimmte Reaktionen zeigt, wenn solch ein Muster aktiviert wird. Wenn jedoch nur **ein Fünkchen** Zweifel daran herrscht, dass diese Rapport bildenden Methoden wirklich wirken, werden sie keine Ergebnisse erzielen. Allerdings können Sie mit diesen Methoden Menschen ganz schön verärgern, wenn diese das Gefühl bekommen, dass Sie sie nachäffen.

Während eines echten Rapports wird sich eine Form der Kommunikation einstellen, die die oben genannten physischen Symptome hervorrufen kann, oder auch nicht. Auf jeden Fall wird dadurch eine Verbindung zwischen zwei Personen geschaffen. Diese Verbindung erinnert schon an Telepathie und ist immer sehr empathisch, grundsätzlich unbewusst und automatisch. Sie wissen einfach, wie die andere Person sich fühlt, Sie müssen nicht erst darüber nachdenken.

Wie dies erreicht werden kann, ist weder Wissenschaft noch Kunst. Es ist nichts, was Sie lernen oder üben können; es liegt darunter und geht gleichzeitig darüber hinaus. Es handelt sich allerdings um etwas, dass Sie einschalten können, wie es auch bei Charme der Fall ist. Der einfachste Weg, echten Rapport zu erlangen ist so überaus einfach, dass es leider in den letzten Jahrzehnten übersehen wurde: Es beinhaltet, dass Menschen andere Menschen mögen.

Echter Rapport geschieht, wenn Menschen einander mögen. Die angenommene Theorie hierzu unter angesehenen Rapport Experten lautet: „Menschen mögen Menschen, die ihnen gleichen."

Dies ist jedoch sehr kurzsichtig und einfach nur falsch. Sehen Sie sich ein Profifußballspiel in England an, besonders hervorheben möchte ich hierbei die „Lokalderbys". Sie haben zwei Mannschaften aus der gleichen Stadt. Die Fans beider gegnerischen Mannschaften sprechen denselben Dialekt und arbeiten auch oft beim gleichen Arbeitgeber, gehen in die gleichen Schulen und Lokale. Sie gehen in den gleichen Geschäften einkaufen, ziehen sich sehr ähnlich an, usw.

Sie spiegeln sich in so gut wie allem, sowohl auf der physischen als auch emotionalen Ebene. Der Theorie nach, dass Menschen andere Menschen mögen, die ihnen gleichen, müssten sie doch alle in Rapport stehen. Und doch wären sie alle jeden Samstag dazu bereit einander die Köpfe einzuschlagen, wäre die Polizei nicht zugegen. Manchmal machen sie dies traurigerweise trotz der Anwesenheit der Polizei.

Und jetzt denken Sie bitte mal an den fetten, plumpen, zu klein geratenen und nicht allzu intelligenten Hobbit bei einer Hypnose Show, der auf diesen großen, gut aussehenden Hypnose-Superstar-Adonis trifft und trotz aller äußeren und inneren Unterschiede besteht sofort echter Rapport. Der Fan mag den gottgleichen Unterhaltungskünstler. Und der Hypnotiseur mag die Bewunderung seiner Fans und somit auch seine Fans. Das ist echter Rapport.

Ich weiß genau, dass es so ist, denn ich habe dies schon sehr oft beobachten können.

Denken Sie nun einmal an Ihnen bekannte Paare, die einander gleichen wie Tag und Nacht. Diese Menschen stehen im ultimativen Rapport zueinander und das nicht *wegen* ihrer Gemeinsamkeiten, sondern weil Sie ihre Unterschiedlichkeit mögen. Ich kenne eine ganze Menge dieser Paare und bisher auch jeder andere Mensch, den ich bereits nach solchen Pärchen gefragt habe.

Aus genau diesem Grund kann ich die Theorie, dass Menschen andere Menschen, die ihnen **gleichen** mögen, nicht akzeptieren und habe deswegen meinen eigenen Satz, der echten Rapport beschreibt, erschaffen:

„Menschen mögen Menschen, **die wiederum sie mögen**".

Das geschieht instinktiv. Wir fühlen uns zu Menschen hingezogen, die uns mögen und die Signale aussenden, dass sie sich bei uns wohl und glücklich fühlen. Dies geht weit über Äußerlichkeiten und auch über das Bewusstsein hinaus. Außerdem geht es auch über logisches Denken hinaus und vielleicht sogar über das, was wir gemeinhin unter Kommunikation verstehen. Es geschieht einfach. Und wir können diesem Vorgang sehr viel mehr vertrauen als einer Technik, die wir ganz bewusst einzusetzen versuchen. Obwohl wir diese Vorgänge ganz bewusst einschalten können, sollten wir dies nur einmal machen und dann den Prozess vergessen.

Wie wir dies erreichen? Wenn Sie möchten, dass jemand anderes Sie mag und Ihnen Vertrauen schenkt, müssen Sie diesem Menschen lediglich zeigen, dass Sie ihn mögen und ihm vertrauen. Das muss allerdings ganz natürlich und leicht geschehen. In der Sekunde, in der Sie sich dafür bewusst anstrengen, werden Sie zweifeln, Ihr Gegenüber spürt dies sofort und gibt dies wiederum zurück.

Denken Sie an all die Menschen, denen Sie in Ihrem Leben bereits freundlich begegnet sind. Ich wette, Sie haben nicht bewusst daran gearbeitet, sich mit den Menschen anzufreunden, die mit dem glücklich zu sein scheinen, wer und was sie sind und Sie werden bestimmt so akzeptiert, wie Sie sind.

Denken Sie jetzt an die Menschen, mit denen Sie gar nicht auskommen, egal, was auch immer Sie machen. Können Sie bei diesen Menschen irgendetwas finden, das Sie mögen? Wahrscheinlich schon, aber sie mögen diese Menschen trotzdem nicht. Sie mögen diese Personen einfach nicht und schon geschieht es: Sie entwickeln keinen Rapport. Das ist auch durchaus in Ordnung, wenn es nur darum geht, sich anzufreunden. Sie können schließlich nicht mit jedem befreundet sein – das wird Weihnachten zu teuer.

Wenn Sie aber darauf angewiesen sind, dass Sie mit Ihrem Gegenüber in Rapport treten, dann suchen Sie einfach etwas, das Sie mögen und konzentrieren Sie sich darauf. Wenn Ihnen die Frisur gefällt, dann denken Sie daran, wie gut diese aussieht. Wenn es deren Auftreten, Sprachmuster, Nase, Krawatte oder einfach die Tatsache, dass sie mit Ihnen sprechen wollen, ist, bleiben Sie bei diesem Thema. Finden Sie irgendetwas, dass Sie an Ihrem Gegenüber mögen, und ersetzen Sie die Person zumindest für den Zeitraum, in dem Sie mit ihr zu tun haben, durch was immer es ist, das Sie mögen. Wenn Sie Ihr Gegenüber mögen, oder auch nur einen Aspekt dieser Person, wird diese Person auch Sie mögen oder eben auch nur einen Aspekt von Ihnen. Und genau das, meine Freunde, ist Rapport. Als arbeitender Hypnotiseur ist es manchmal wichtig, eine Verbindung zu Menschen aufbauen zu können, mit denen man nie eine Freundschaft schließen würde. Es ist auch nicht notwendig, sich **anzufreunden**. Wenn diese Menschen Sie als Hypnotiseur akzeptieren und Sie sich selbst in dieser Rolle akzeptieren, dann wird sich Rapport einstellen. Ich habe dies bereits millionenfach gesehen. Es handelt sich hierbei um Rapport, der aufgrund von Respekt oder auch Angst gebildet wird. Es handelt sich dann um die Beziehung zweier Personen, die auf ein gemeinsames Ziel hinarbeiten – und wie kann man jemanden nicht mögen, der mit einem selbst das gleiche Ziel verfolgt? Das ist es, was ich mit EXPERTEN Rapport betiteln möchte.

Wir alle unterhalten diese Art Rapport gegenüber Ärzten, Anwälten, Geschäftspartnern und unseren Vorbildern. Als Kinder bauen wir diesen Rapport zu fast jedem Erwachsenen auf. Sie werden als Hypnotiseur mit Sicherheit kein Problem damit haben, diese spezielle Stellung bei anderen Menschen einzunehmen, weil Sie eben sind, was Sie sind.

Sie müssen das nicht extra lernen. Wenn Sie Vertrauen in Ihre Fähigkeiten, andere hypnotisieren zu können, haben, wird sich dieser Rapport von ganz allein einstellen. Das ist wie atmen, und genau wie das Atmen, wenn Sie sich bewusst darauf konzentrieren, wird es auf einmal schwerer. Ich möchte Ihnen vorschlagen, dass Sie diesem Vorgang einfach vertrauen, ebenso wie Sie darauf vertrauen, dass Ihr Körper ständig Luft einsaugt und wieder ausstößt. Wenn Sie wirklich an sich und Ihre Fähigkeiten glauben und diesen vertrauen, Sie Selbstbewusstsein ausstrahlen und Ihren Klienten das geben, für das diese Sie bezahlen, wird sich der Rapport sofort einstellen, sobald Sie Ihre Referenzen erwähnen. Und dieser Rapport ist ebenso verankert in Ihrer Absicht. Sie müssen nur daran glauben, dass alles funktionieren wird.

Wenn das noch immer nicht genug sein sollte, um Ihren natürlichen Rapport bildenden Fähigkeiten zu vertrauen, dann habe ich hier noch etwas für Sie: Als Hypnotiseur haben Sie etwas, das ich als **Ehrfurchts-Rapport** bezeichne. In dem Moment in dem Sie sich als Hypnotiseur vorstellen, werden Sie sofort eine gewisse Scheu und Ehrfurcht von anderen Menschen entgegengebracht bekommen. Es handelt sich hierbei nicht nur um eine Mischung aus Furcht und Respekt, sondern um etwas, was noch weiter als die Geschichtsschreibung zurückgeht. Es ist eine ursprüngliche Verbindung, die von je her von Medizinmännern, Schamanen, Schlangenöl-Verkäufern, Predigern, großen Generälen, Propheten und religiösen Führern genutzt wurde, um hypnotische Zustände herbeizuführen. Es ist einfach die Ehrfurcht vor dem Unbekannten.

Natürlich kann man einige der oben genannten Charaktere in die

Kategorie Schwindler einreihen, wie z. B. den Medizinmann der amerikanischen Geschichte, der mit seinem Wagen von Ort zu Ort fuhr und nutzlose Medizin an die Leichtgläubigen verkaufte. Doch viele jener Personen waren absolut authentisch in deren Absichten und Ansichten und gaben den Menschen genau das, was diese erwarteten. Hier ist also niemand hereingelegt worden. Um jedoch zu erreichen, was man erreichen möchte, muss man an sich und seine Absichten glauben, sonst erreicht man absolut nichts.

Alle oben genannten Berufsgruppen arbeiteten mit Glaubensmustern und meiner Meinung nach ist es genau das, was wir als Hypnotiseure auch machen. Wir geben Menschen ein Glaubenssystem, das anders ist als das, was sie vorher hatten und das ihnen ab sofort ein glücklicheres und produktiveres Leben beschert.

Ich bin der Ansicht, dass diejenigen, die mit dem Ritus der Induktion und der Beeinflussung von Glaubenssystemen arbeiten, die neuen Schlangenölverkäufer sind, die Fläschchen mit Wundermitteln, magischen Tränken und metaphysischen Substanzen verteilen und dass Rapport sich genau deswegen einstellt, weil die Mehrheit der Menschen, die zu uns kommen genau das von uns haben wollen.

Jetzt suche ich mir ein sicheres und ruhiges Plätzchen und verstecke mich erst einmal.

SEIEN SIE EIN HYPNOTISEUR

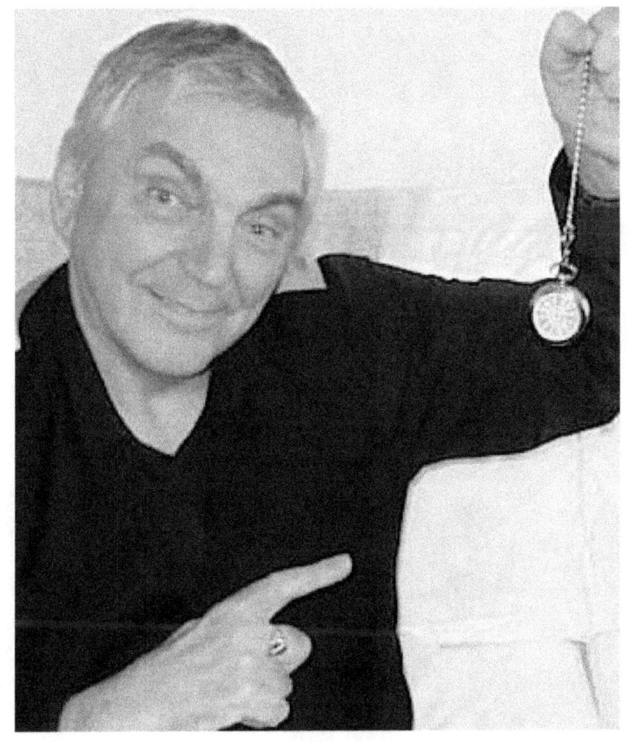

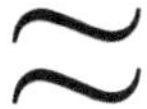

Für diesen Teil des Buches gehe ich davon aus, dass Sie diese Zeilen aus der Perspektive von jemandem lesen, der mit Hypnose arbeiten und nicht nur ein wenig damit herumspielen möchte, diese also als Karriere, Hinzuverdienst neben der Rente, Teilzeiteinkommen, Berufung, als Ergänzung zu Ihrem derzeitigen Job oder was auch immer ansehen.

Das soll nicht heißen, dass Sie diese Techniken nicht anwenden sollten, wenn es nicht zu Ihrem Job gehört, ich will nur klarmachen, wo der Fokus dieses Buches liegt. Ich gehe also davon aus, dass Sie erfahren möchten, was Sie während einer Hypnosesitzung wissen sollten, egal, ob diese in einer Praxis oder irgendwo anders ausgeführt wird und nicht, dass Sie lediglich die Leute in der Wirtschaft in Hypnose versetzen und diese an etwas oder jemandem festkleben möchten. Diese Fertigkeiten habe ich bereits in meinem anderen Buch mit dem Titel „Deeper and Deeper – the secrets of stage hypnosis" behandelt.

Für dieses Buch nehme ich also an, dass Sie ein Hypnotiseur sind und kein Trickradfahrer. Ich gehe ebenso davon aus, dass Sie und ich das Gleiche unter diesem Wort verstehen. Sollte das nicht der Fall sein, freue ich mich darauf, mich mit Ihnen auf einer Konferenz, bei einer Radio- oder Fernsehshow oder in einer Internetdiskussion mit Ihnen zu unterhalten, egal wo und egal wann.

Lassen Sie uns also ganz am Anfang starten. Ich werde Ihnen hier keine Regeln auferlegen – so arbeite ich nicht, und wenn Sie wirklich mit sich im Reinen sind, sollten Sie auch nicht so arbeiten. Ich erkläre Ihnen, wie ich vorgehe. Das mag für Sie so nicht immer funktionieren. Manche Teile würden für Sie bestimmt funktionieren, aber Sie geben ihnen keine Chance, weil es sich für Sie nicht richtig anfühlt, und wieder anderes sollte niemals von jemand anderem als mir ausgeführt werden, weil ich einfach keine Konkurrenz haben möchte.

Hypnose ist zu allererst einmal eine Kunst. Ich werde Ihnen zeigen, wie Sie diese Kunst so ausführen können, wie es ursprünglich gelehrt wurde. Ich werde Ihnen zeigen, wie Sie die Farben mischen können, wie Sie den Pinsel halten können und vielleicht auch, was Sie malen sollten, aber der Rest liegt bei Ihnen. Sie sind Ihr eigener Künstler. Ich kann Ihnen allerdings eines ganz sicher versprechen: Alles hier Erklärte wirkt.

Hypnose **beginnt für Sie** damit, dass Sie wissen, dass Sie ein Hypnotiseur sind. Hypnose **beginnt für alle anderen** damit, dass Sie sagen, dass Sie ein Hypnotiseur sind. Wahrscheinlich werden Sie dann die unsterblichen Worte zu hören bekommen, die diesem Buch als Titel dienen:

„Er ist ein Hypnotiseur. Sehen Sie ihm nicht in die Augen!“

Meist dicht gefolgt von so äußerst unsinnigen Fragen wie:
„Können Sie mich Gackern lassen wie ein Huhn?“

Meine Standardantwort hierauf:
„Ja, aber warum möchten Sie, dass ich das tue?“

DAS ERSTE TREFFEN UND
DAS VORGESPRÄCH

Am Anfang war das Wort und das Wort war **Hypnose**.

Ich erzähle Menschen, dass ich ein **Hypnotiseur** bin. Deswegen kommen die Menschen zu mir mit der gerechtfertigten Erwartung, **hypnotisiert** zu werden.

Ich nenne mich nicht Hypno-Irgendwas, wie –Therapeut oder –Analyst, weil das sehr viel mit Psychotherapie und Psychologie zu tun hat, leider aber oft sehr wenig mit Hypnose. Über die Jahre hinweg haben mir viele meiner Klienten gesagt, dass sie zu mir kommen, weil ich ein so schnörkelloser Hypnotiseur bin. Diese Leute wollen nicht therapiert werden, sondern hypnotisiert.

Ich habe es bereits erwähnt, ich kann manchmal versagen. Aus diesem Grund mache ich immer erst einmal einen Termin, um herauszufinden, wie gut ein Mensch sich hypnotisieren lässt und ob dieser auf **meine** Methoden anspricht. Ich erkläre dabei auch immer, dass ich eine Erfolgsrate von 100% habe bei jenen, die auf diese Methoden ansprechen und das ist absolut die Wahrheit. Ich habe erfolgreich 100% der Leute hypnotisiert, die ich hypnotisiert habe. Das ist eine ganze Menge und mehr als genug.

Die meisten Therapieschulen lehren, dass es absolut unabdingbar ist, beim Erstgespräch dem Klienten alles, was Sie über Hypnose wissen, zu erklären, zu klären, was Ihr Klient bereits über das Thema weiß, was er erwartet, usw. Es ist ebenfalls notwendig sich tonnenweise Notizen zu machen und so eine komplette Übersicht über den medizinischen, familiären, genetischen und Bildungsstatus zu erhalten und – wenn möglich – in Erfahrung zu bringen, was Ihr Klient am 6. Juni 2004 gefrühstückt hat. Ich persönlich spreche nur ein wenig mit den Leuten. Mir ist es wichtig herauszufinden, was den Leuten am Herzen liegt und was genau diese sich am Ende der Sitzung erwarten.

Ich stimme dem zu, dass es wichtig ist zu wissen, was Ihre Klienten bereits über Hypnose wissen und was sie sich davon erwarten. Eine meiner ersten Fragen in solch einem Erstgespräch soll mir zeigen, was mein Klient denkt, was Hypnose ist. Egal, was sie mir hierauf antworten, ich versichere ihnen grundsätzlich, dass dies auch das ist, was sie von mir erhalten werden. Danach ignoriere ich dies vollständig und hypnotisiere sie. Der Grund, warum ich frage, was meine Klienten zu erleben erwarten ist, damit ich erkenne, wann sie dies tun.

Die meisten Menschen ab einem Alter von vier Jahren haben eine Vorstellung davon, was Hypnose ist. Ich musste lächeln, als mein Patensohn Michael in diesem Alter vor mir stand und mit einer Plastikuhr an einer Schnur in der Hand sagte „Deine Augen werden schwerer …".

Wenn Ihre Klienten meinen, dass es sich um Entspannung handelt, dann werden sie Entspannung erleben. Wenn sie denken, dass es Schlaf ist, werden sie etwas dem Schlaf Ähnliches erleben – wenn sie allerdings anfangen zu schnarchen, war ich wohl zu erfolgreich. Wenn meine Klienten keine feste Vorstellung haben, prima, dann mache ich einfach, was sich richtig anfühlt, was ich allerdings grundsätzlich mache. Wenn diese mitgeteilten Erwartungen nicht völlig mit Ihrer Vorgehensweise kollidieren, warum diese dann verändern? Ich bilde keine Klienten aus und das würde die Mehrheit dieser auch nicht wollen. Sie wollen, dass ihre internen Muster verändert werden und sie möchten, dass dies durch Hypnose erreicht wird.

Ich biete keine Therapie an oder NLP oder Umbagumba. Ich coache Chinosis, was ein Weg ist Hypnose mit Symbolismus zu verknüpfen oder, wenn ich den anderen Hut aufziehe, lehre ich oder unterstütze Menschen aber eben immer mit Hypnose als Grundlage und nie Psychotherapie. Ich mache dies auch immer klar. Also nehmen wir es als gegeben an, dass mich meine Klienten kontaktiert und wir uns zu einem ersten Treffen verabredet haben. Ich frage nie allzu viele Fragen, denn als Hypnotiseur brauche ich dies nicht. Wenn überhaupt, unterhalte ich mich ein bisschen mit ihnen, über das Wetter, wenn es sich um Briten handelt und wenn es keine Briten sind, ebenfalls. Wir alle teilen das Wetter, da es sich schließlich überall befindet. Hören Sie zu, wie das Wetter sich auf deren Gefühlslage auswirkt und Sie haben eine gute Vorstellung davon, wie Ihre Klienten heute emotional gelagert sind. Achten Sie hierbei auf Formulierungen wie „elendiger Regen" oder „unerträgliche Hitze", die auf Probleme hinweisen.

Ich höre dann einfach eine Weile zu. Wenn ein neuer Klient wegen der Veränderung einer Einstellung oder Verhaltens zu mir kommt, erzählt er dies von ganz allein, ebenso wie alle Dinge, die ich dazu wissen sollte und viele, die ich nicht wissen müsste. Wenn neue Klienten wegen einer persönlichen Leistung zu Ihnen kommen, erzählen sie meist alles, was Sie wissen müssen und vieles, was Sie nicht wissen müssen. Ich habe oft das Gefühl, dass Menschen einen Hypnotiseur gleichstellen mit einem Priester oder Arzt, da sich quasi die Schleusentore in ihr absolutes Privatleben öffnen, wenn sie erfahren, dass Sie Hypnotiseur sind.

Ich bekomme regelmäßig ganze Lebensgeschichten erzählt, wenn ich nur das Wort Hypnose erwähne, egal, ob in Zügen, Flugzeugen, Schwimmbecken oder Cafés. Zum Glück geschieht das auch im Sprechzimmer, was uns die Möglichkeit gibt, ihre Leidenschaften sehr viel besser zu verstehen, als aus einer medizinischen Akte.

Also höre ich ihnen zu und trete in ihre Realität mit ein. Das ist der Ort, an dem wir arbeiten werden. Ich stelle niemals infrage, warum sie zu mir kommen oder diagnostiziere ihren Zustand. Um dies zu können, bräuchte ich ein entsprechendes Training und Geräte, die den physischen Zustand messen könnten. Um den emotionalen Zustand zu bewerten, weiß ich bereits alles, was ich wissen muss und bin ganz froh, wenn ich meine Klienten bei ihrem selbst auferlegten Etikett lassen kann. Die „Probleme" beinhalten grundsätzlich unerwünschtes oder unproduktives Verhalten oder Glaubenssysteme. Abgesehen von physischen Schmerzen und den entsprechenden Mustern für unerwünschtes und unproduktives Verhalten und Glaubenssysteme, reduziert sich meine dreißigjährige Erfahrung tatsächlich nur auf diese Gebiete. Und wenn Sie all die Bezeichnungen für die verschiedenen Symptome weglassen, wird es Ihnen ebenso gehen.

Ich lasse diese Gespräche so lange laufen, bis eines von zwei möglichen Szenarien eintritt: Meine Klienten hören auf zu reden oder bei mir kommt Langeweile auf. Meist langweilt es mich bevor sie aufhören zu reden, dann unterbreche ich den Redeschwall und sage:

„Okay, lassen Sie uns etwas dagegen **machen**."

Damit mache ich gleich ein paar sehr wichtige Dinge. Erstens treibe ich die Sitzung voran und zweitens sage ich meinem Klienten, dass wir etwas **machen** werden.

Von dem Moment an, an dem Sie als Hypnotiseur akzeptiert werden, wird jedes Ihrer Worte zur Suggestion. **Lassen Sie deren Unterbewusstsein keine Wahl**, sonst könne es nicht so ausgehen, wie Sie es sich vorstellen.

ACHTUNG: „Lassen Sie uns etwas MACHEN". Sagen Sie nicht, „Lassen Sie uns etwas versuchen", da dies einen unsicheren Ausgang beinhaltet. Wenn Sie jedoch MACHEN sagen und nichts geschieht, dann können Sie noch immer so tun, als wäre dieses nichts genau das, was geschehen sollte. Sie wissen, was eigentlich hätte geschehen sollen, aber Ihre Klienten nicht und so kann alles anders ablaufen, ohne dass Ihre Klienten dies je erfahren.

Sie müssen hier denken wie ein Zauberkünstler. Wenn dieser Ihnen sagt, dass Sie seine Hand im Auge behalten sollen und er es beim ersten Mal nicht schafft, die Spielkarte aus der Geheimtasche zu ziehen, wird er Ihnen noch einmal seine leere Hand zeigen und danach noch einmal nach der verborgenen Karte greifen und voilà – da ist die Karte. Soweit es Sie als Zuschauer betrifft, ist nichts schief gelaufen, weil Sie nicht wussten, dass die Karte bereits beim ersten Mal hätte aus ihrem Versteck gezogen werden sollen.

Bis zu diesem Punkt wurde das Wort „hypnotisieren" ebenfalls noch nicht erwähnt, obwohl ich genau weiß, dass es das ist, was gerade abläuft. Ich bin mir sicher, dass meine Klienten das auch irgendwo in ihrem Unterbewusstsein wissen. Schließlich sind sie genau deswegen zu mir gekommen. Es gibt einen guten Grund, warum ich ihnen nicht sage, dass ich sie hypnotisieren werde und das ist der, dass ich vielleicht nicht die richtige Induktion für sie nutze. Oder es ist vielleicht auch die falsche Induktion für mich.

Wenn ich nicht das anwende, was deren Unterbewusstsein gefällt oder ich nicht mein volles Potenzial nutze, besteht die winzige Möglichkeit, dass die gewählte Induktion nicht greift. Wenn dies geschieht, habe ich in den Augen meiner Klienten nicht versagt, weil ich eben nicht zu der Stelle gekommen bin, an der ich gesagt habe: „Ich werde Sie jetzt hypnotisieren". Deswegen hat auch kein Versagen stattgefunden.

Wenn etwas nicht funktioniert, lächle ich einfach und sage:

„Das ist interessant." Von dort aus gehe ich einfach über zu einer anderen Induktion, natürlich ohne dies zu sagen. Wenn meine Klienten nicht bereits auf irgendeine Weise eine Erfahrung mit Hypnose hatten, werden sie es nicht bemerken. Das ist besonders gut bei Menschen mit analytischem Verstand – es gibt ihnen einfach nichts zu analysieren. Und auch jene, die Angst haben, profitieren von diesem Vorgehen, Sie geben ihnen nichts, wovor sie Angst haben müssten.

Manchmal nehme ich diesen ganzen Prozess und beschleunige ihn so weit, dass das Vorgespräch nur noch aus Folgendem besteht:

„Was wissen Sie über Hypnose? Sie liegen falsch. Schließen Sie bitte die Augen …" und schon folgt die Induktion. Dies ist auch gut als Verwirrungs- oder Schockinduktion zu gebrauchen, und wenn es nicht funktioniert, sage ich einfach „Das ist interessant" und starte doch die lange Version des Vorgesprächs und frage, was sie meinen, dass Hypnose sei.

Machen Sie sich keine Sorgen, wenn Ihnen bereits eine klinischere Vorgehensweise beigebracht wurde und Sie der Meinung sind, dass Sie Name, Adresse, Beininnenlänge, medizinische Vorgeschichte und so etwas alles von Ihren Klienten benötigen. Sie können dies auch alles später erfragen. In Großbritannien benötigen Sie diese Angaben lediglich für Versicherungs- und Marketingzwecke. Das Gefühl, diese ganzen Informationen zu brauchen wird nach und nach verschwinden, während Sie sich einen direkteren und schnelleren Arbeitsstil zulegen.

SCHNELLE, INTENSIVE HYPNOTISCHE INDUKTIONEN

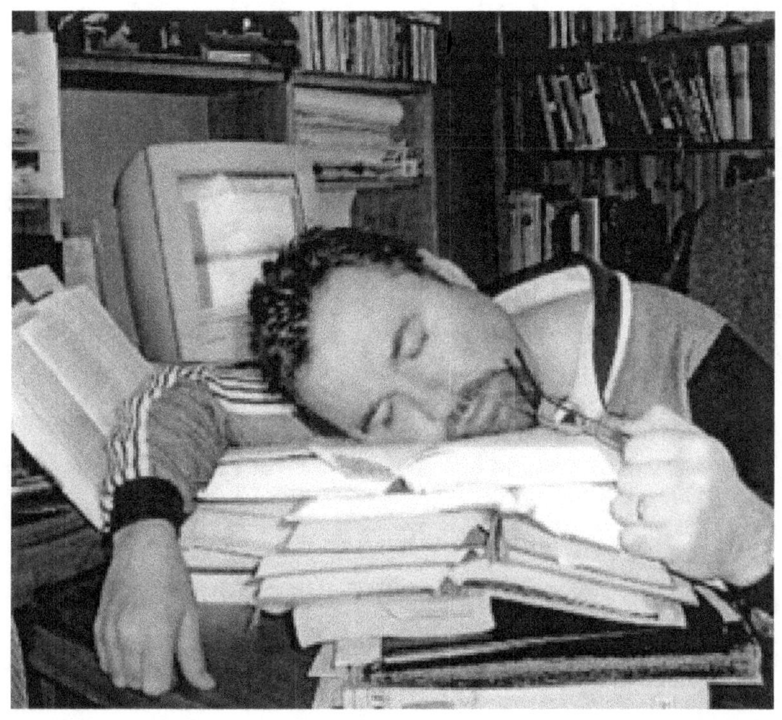

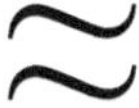

Hypnotische Induktionsriten müssen nicht lang sein. Lesen Sie nochmals die Kapitelüberschrift.

Eine der größten Unterschiede zwischen Hypnose und Hypnotherapie ist, dass es das Ziel des Hypnotiseurs ist, Hypnose schnell und intensiv herzustellen.

Ich hätte auch „sofort" schreiben können, denn Hypnose tritt immer sofort ein – entweder sind Sie in Hypnose oder nicht. Menschen, die mit Hypnose ihr Geld verdienen, reagieren meist verärgert, wenn ich sie frage, warum sie 20 Minuten darauf verwenden, ihre Klienten zu entspannen, anstatt diese in weniger als einer Minute in Hypnose zu versetzen. Doch ich schreibe dieses Buch nicht, um andere Menschen zu verärgern, also stelle ich diese Frage nicht, jedenfalls nicht sehr häufig.

Über die Jahre hinweg habe ich viele verschiedene Techniken entwickelt und erfunden, die alle die Hypnose einleiten. Manche davon sind sehr komplex und zeitintensiv, manche elegant und wunderschön und dann gibt's noch diejenigen, die ich bevorzuge: einfach und produktiv.

Ich bin der Meinung, dass man durchaus auch zu viel von etwas Gutem haben kann, und habe Menschen schon oft versagen gesehen, bevor sie überhaupt angefangen hatten. Nicht etwa, weil sie eine Induktion nicht richtig durchführten, sondern weil sie sich nicht entscheiden konnten, welche Induktion sie nun anwenden sollten.

Eine schnelle Suche bei Google mit den Stichworten „Hypnosis induction script" ergab 356.000 Treffer.

Die Wahrheit ist, Sie brauchen keine Massen an Induktionen. Ich arbeite so gut wie immer nur mit drei Induktionen, die ich alle im Schlaf kann, oder besser in deren Schlaf , ohne darüber nachdenken zu müssen. Aus diesem Grund werde ich hier nur ein paar Induktionen vorstellen und hoffe, dass Sie in einer oder zweien davon so gut werden, dass sie diese so natürlich und sicher anwenden können, und so niemals das Bedürfnis nach weiteren Induktionen verspüren.. Ich hoffe ebenso, dass Sie Ihre eigenen Variationen erstellen werden, denn dann sind Sie richtig gut - zumindest in Bezug auf die Induktion.

Ich werde hier nicht auf Augenfixation, schwingende Uhren (beides nutze ich von Zeit zu Zeit) oder binaurale Beats eingehen. All diese Techniken singen das gleiche Lied: „Wenn dies geschieht, resultiert daraus jenes." Wir Hypnotiseure nennen dies **Suggestion** und, ganz ehrlich, Hypnose wirkt nicht besser mit ihnen. Das ist erneut wie in der Zauberkunst: Jeder kann sich einen „Trick" kaufen und aufführen, aber ein echter Zauberkünstler braucht die Kiste und das Seidentuch nicht. Er kann durch sein Wissen auch Alltagsgegenstände nutzen und mit diesen Magie erzeugen.

Meiner Erfahrung nach ist es für beide Seiten sehr viel leichter, wenn Sie die Induktion einfach halten. Das gilt auch für Gruppen und Sie werden die Hypnose sehr viel schneller und intensiver erzeugen, wenn Sie es einfach halten.

Bei der Hypnose in verschiedenen Tiefen zu denken ist übrigens eher irreführend, Intensität und Feineinstellung sind eher richtig. Niemand geht irgendwo hin oder sinkt tiefer, auch wenn ich diese Worte für Klienten nutze, die so etwas erwarten. Manchmal nutze ich solche Phrasen auch aus purer Gewohnheit und auch das ist eine wunderbare Sache, die man sich angedeihen lassen sollte:

Machen Sie es sich zu Ihrer Gewohnheit, zu hypnotisieren.

Ein paar der Induktionen, die ich Ihnen hier an die Hand geben werde, finden Sie auch in meinem Buch zum Thema Bühnenhypnose. Ich mache dies nicht, weil ich faul bin, sondern aus dem Grund, dass ich diese Induktionen anwende, egal in welcher Umgebung und welchem Kontext. Das sollte bei Ihnen nicht anders sein. Ich habe herausgefunden, dass diese Methoden bei den meisten Menschen zu Erfolgen führen und bisher hat es noch niemand geschafft, mich davon zu überzeugen, dass eine Induktion tatsächlich besser als eine andere ist. Die meisten dieser Methoden sind irgendwann von einem unbekannten Hypnotiseur erfunden worden, andere wurden von Menschen wie Erickson oder schon vorher von Braid perfektioniert. Ich weiß nicht, wo all diese Techniken ihren Ursprung haben und wenn Sie andere Bücher lesen, werden Sie feststellen, dass das niemand wirklich weiß. Es spielt auch keine Rolle.

Ich fahre Auto, habe aber keine Ahnung, wer es designt hat oder wie der Kerl hieß, der entdeckt hat, wie man Benzin raffiniert, das ich in den Tank fülle, und trotzdem fährt es mich dort hin, wo ich hin möchte, also ist es ok so.

Die meisten der vorgestellten Induktionen habe ich zumindest etwas verändert und verfeinert, wie es schon andere vor mir getan haben, also bekommen Sie hier Hybriden, die Sie bestimmt auch noch an Ihre Bedürfnisse anpassen werden. Ich erhebe hier keine Ansprüche als Erfinder dieser Techniken, ich kann nur jede Menge Einsätze dieser Methoden vorweisen.

Bitte halten Sie auch nicht an der Annahme fest, dass unterschiedliche Menschen, unterschiedliche Induktionen brauchen oder dass unterschiedliche Umstände, unterschiedliche Herangehensweisen benötigen. Die Induktion sollte für **Sie** passen und erst dann für Ihre Klienten. Je sicherer und flüssiger Sie die Induktion durchführen, umso besser für alle Beteiligten.

Wenn Sie sich Gedanken darüber machen, welche der dreihundertfünfundsechzigtausend Induktionen Sie nutzen sollen, werden Sie niemals Ihre eigene Herangehensweise oder Technik finden. Belasten Sie sich also nicht damit, sie in irgendeiner Art und Weise zu sammeln.

Viel wichtiger ist es, dass Sie an die Induktionen, die Sie nutzen, auch glauben und dass Sie diese nicht abzulesen brauchen.

Die hier beschriebenen Induktionen sind nicht alles Bühneninduktionen und sie haben nicht den dramatischen Anstrich, der auf der Bühne zur Unterhaltung gebraucht wird. Keine der vorgestellten Methoden benötigt „spezielle" Voraussetzungen. Sie brauchen keinen bequemen Stuhl, eine Therapeutencouch, gedämpftes Licht oder auch nur einen Raum. Wenn Sie die von Ihnen gewählte Induktion nicht sofort und überall ausführen können und dabei nicht mindestens eine Erfolgsquote von 80% haben, brauchen Sie mehr Übung. Oder Sie sollten ein Training absolvieren, bei dem Ihre Technik verfeinert werden kann und sie jemanden mit mehr Erfahrung dabei haben. Dieses Buch kann Ihnen erklären, wie es geht, aber eben nicht zeigen.

Die Väter der Hypnose brauchten keine Hilfsmittel, außer natürlich Kerzen, Taschenuhren oder juwelenbesetzte Anhänger und andere praktische Dinge, um die Aufmerksamkeit des Probanden zu konzentrieren und wenn wir nur der Hälfte der niedergeschriebenen Protokolle Glauben schenken, hatten jene eine Erfolgsquote jenseits von Gut und Böse im Vergleich zu heute und diese frühen Hypnotiseure haben damals mentale und physische Probleme behandelt, an die sich heute kaum ein Hypnotherapeut heranwagen würde und von denen einige Schulen behaupten, dass diese Probleme kontraindiziert seien – was auch immer das aussagen soll.

Um jedoch fair zu bleiben, will ich noch hinzufügen, dass heute viele Probleme nicht mehr angegangen werden aus Angst vor den juristischen Folgen und auch um die versammelte Ärzteschaft nicht zu verärgern. Deswegen wurde die Hypnose so verwässert und über-analysiert. Sie hat so ihre Wirksamkeit und ihre metaphysische Magie verloren.

Was kontra-indiziert tatsächlich meint, ist, dass der Person, die diesen Ausdruck nutzt, von Hypnotiseuren, die gescheitert sind, gesagt wurde, dass die Hypnose in diesem Fall keine Wirkung zeigt. Dies geschieht meist, wenn die Person, die zu diesem Ergebnis kommt, einfach nicht die nötigen Fähigkeiten hat, um Ergebnisse zu erreichen und deswegen davon ausgeht, dass dies niemand kann.

Das ist das „Wenn ich das nicht kann, kann es niemand"-Syndrom.

Alles, was Sie benötigen, um die folgenden Induktionen erfolgreich anzuwenden, ist der Glaube daran, dass sie funktionieren und jemanden an dem Sie diese anwenden können.

INDUKTIONEN

Der Hauptteil des Induktionsprozesses hat zu diesem Zeitpunkt bereits stattgefunden, und zwar indem ihren Klienten klar ist, dass Sie eine Induktion durchführen können. Ich habe dies schon Dutzende Male erlebt: Wenn ich mich als Hypnotiseur vorstelle, bekommen die Augen meines Gegenübers sofort diesen glasigen Ausdruck. Und wenn Sie etwas Erfahrung haben, können Sie diesen Moment nutzen und sofort eine Hypnose einleiten.

Nein, es handelt sich hierbei nicht um einen besonderen Trick – jede Hypnose ist Soforthypnose. In einem Moment haben sie noch keine Hypnose aber schon im nächsten ist sie da.

Wir werden uns nun aber die erwarteten Rituale ansehen, die wir gemeinhin hypnotische Induktionen nennen, das ist schließlich genau das, was die Mehrheit Ihrer Opfer erwarten wird.

Auch wenn Fingerschnipsen und das Wort Schlaf bei nur ca. 20% der Menschen ausreichen, hilft es doch immer, Sie und Ihre Hypnotisanden zu fokussieren und ein bekanntes Modell der Hypnose in deren Unterbewusstsein zu aktivieren.

Betrachtet man lediglich die Induktionen, gibt es keine „Bühnen"-Hypnose oder Hypnose-„Therapie". Dies beschreibt lediglich, wo die Kunst ausgeführt wird und was das Ziel ist, aber nicht was es genau ist.

Hypnose ist Hypnose und eine Induktion ist alles, das diesen Zustand herstellt.

Egal, welche Herangehensweise oder Technik Sie nutzen, Hypnose setzt immer voraus, dass Ihre Hypnotisanden ihre Kreativität nutzen und für einen Moment die Einschränkung, die das Bewusstsein darstellt, beiseiteschieben, um so die von Ihnen, und nur von Ihnen, gegebenen Suggestionen von ihrem Unterbewusstsein akzeptieren zu lassen. Sie haben nur einen Gedanken und dieser ist nach innen gerichtet und wird von Ihnen angeleitet. Das bedeutet nicht, dass das Unterbewusstsein keine Entscheidungen trifft. Natürlich kann es dies. Sie werden sehen, wenn wir das Thema Suggestionen behandeln, dass es jedoch an Ihnen liegt, was für Entscheidungen dies sind. Ich will hiermit nur sagen, dass für die Zeit, in der sich Ihr Klient in Hypnose befindet, nur dessen interne Realität eine Rolle spielt.

Zur Erinnerung: Hypnose ist ein Geisteszustand. Entgegen der gängigen Meinung handelt es sich um einen Geisteszustand, der einzig und allein vom Hypnotiseur kontrolliert wird. Dieser Zustand ist also meist das, was Sie daraus machen.

Auch wenn Ihr Hypnotisand erwartet, einen Zustand, der dem Schlaf ähnlich kommt, zu erleben, ist dies nicht unbedingt notwendig. Entspannung ist für viele Menschen, auch für viele Hypnotiseure, zu einem bekannten und leicht zu erkennenden Teil der Hypnose geworden, doch nicht jeder erlebt auch eine entspannende „Trance", die von so vielen Hypnotiseuren suggeriert wird. Hypnose **braucht nicht zwingend** Entspannung.

Sie brauchen dies nicht, außer, Ihr Klient hat Ihnen gesagt, dass er genau dies von Ihrer Sitzung erwartet und dass er Sie genau dafür bezahlt. Wenn also der Klient genau dies möchte, ist es auch das, was er bekommt. Sie als „Der Hypnotiseur" müssen jedoch wissen, dass Entspannung nicht der Grund für den hypnotischen Zustand ist. Es handelt sich lediglich um das Symptom einer Suggestion. Wenn Ihr Klient einmal eine Suggestion akzeptiert hat, die zu dem führt, was dieser zu erleben erwartet, werden auch zu 99% alle anderen Suggestionen akzeptiert, wenn Sie diese korrekt formulieren.

Induzieren bedeutet zu drängen, überreden, führen. Sie haben dies bereits getan, als Sie Ihren Klienten dazu aufgefordert haben, die Augen zu schließen und dies ausgeführt wurde. Alles Weitere ist nur noch die Kommunikation aufrechtzuerhalten und die Feineinstellung auf die beste Wellenlänge vorzunehmen.

Ich werde Ihnen trotzdem in diesem Buch ein paar Herangehensweisen vorstellen, die ganz einfach erlernbar und schnell wirksam sind und die teilweise schon millionenfach für über 200 Jahre genutzt wurden und weiter genutzt werden.

Lernen Sie diese Techniken zunächst auswendig, wenn Sie meinen, dass dies notwendig ist, dann setzen Sie sie praktisch ein. Es ist *wirklich wichtig*, dass Sie diese Techniken kennen, oder zumindest Ihre bevorzugte Vorgehensweise von diesen, damit Sie diese sicher und entspannt anwenden können. Über die Vorgänge zu stolpern und immer wieder zu stoppen, weil Sie überlegen müssen, was als Nächstes gemacht werden sollte, wird Ihnen nicht helfen. Wenn Sie also eine der Induktionen nutzen, gehen Sie einfach mit dem Weg, der sich Ihnen zeigt. Es gibt keine Auszeichnung dafür, diese wortwörtlich herunterbeten zu können.

(Anmerkung: Sie können suggestible Personen auch hypnotisieren, indem Sie die Induktionen vorlesen, aber wenn Sie erst einmal damit anfangen, wird es für Sie schwierig sein, ohne Ablesen zu hypnotisieren, also fangen Sie damit bitte gar nicht erst an.)

Was auch immer Sie machen, fallen Sie nicht auf den alten Mythos herein, dass Sie für jede Persönlichkeit eine andere Induktion benötigen. Das ist schlichtweg falsch. Im Ganzen nutze ich bei jeder Einzelsitzung den Augenschluss oder die magnetischen Hände. Wenn ich öffentlich etwas demonstrieren will, nutze ich die Armlevitation, magnetische Hände oder die Augenfixation oder auch eine Kombination aller drei Induktionen. Auf der Bühne nutze ich das dramati-

schere Hintenüberkippen oder das Kippen auf einen Stuhl.
Das sind im Grunde fünf Induktionen. Diese funktionieren mit so gut wie jedem und überall, weil ich diese Techniken gut beherrsche. Ich verändere diese auch nur geringfügig je nach meiner Stimmung. Sie haben mich noch nie im Stich gelassen und ich habe absolutes Vertrauen darin, dass diese Techniken funktionieren, weil ich mich nicht immer wieder frage ob ich nun gerade die richtige Induktion für die entsprechende Person oder Situation gewählt habe.

So zuverlässig wie Rohypnol wirken für mich auch diese Induktionen. Sie können diese natürlich Ihren Vorstellungen anpassen, achten Sie auf jeden Fall darauf, dass Sie sich mit dem Vorgehen wohlfühlen. Und werden Sie verdammt gut.

Wenn Sie mein Buch über Bühnenhypnose bereits gelesen haben, werden Sie einige nur leicht abgewandelte Induktionen in dem nun Folgenden finden. Diese Abwandlungen waren notwendig, um dem Ziel dieses Buches gerecht zu werden. Ich setze tatsächlich in allen Situationen dieselben Induktionen ein. Wenn Sie wirklich hervorragend in etwas sind, nutzen Sie nicht Millionen anderer Möglichkeiten, um das gleiche Ergebnis zu erreichen. Die Überzeugung, dass jeder Personentyp eine andere Herangehensweise benötigt, ist einfach nur Müll.

Augenschluss

Dies ist meine Version der guten, alten Augenschluss Induktion, die durch den amerikanischen Hypnotiseur Dave Elman berühmt wurde, aber schon in Büchern zu finden ist, die 150 Jahre vorher geschrieben wurden. Es handelt sich dabei um die mit Abstand einfachste Induktion und ich nutze diese in so gut wie jeder Situation mit Ausnahme der Bühne.

Es ist völlig Ihnen überlassen, ob Sie diese Induktion im Sitzen oder Stehen durchführen.

Sie:
„Schließen Sie nun Ihre Augen und stellen Sie sich vor, dass Ihre Augen sich nicht mehr öffnen. Wenn Sie absolut sicher sind, dass sich Ihre Augen nicht mehr öffnen, testen Sie diese."

Was nun geschehen sollte, ist, dass Sie sehen, wie sich die Augenbrauen bewegen und Ihr Klient sichtlich bemüht ist, seine Augen zu öffnen. Das kann durchaus 10 Sekunden andauern, unterbrechen oder drängen Sie Ihren Klienten in dieser Zeit nicht.

Es kann vorkommen, dass Ihr Klient Ihre Anweisungen falsch verstanden hat und einfach die Augen öffnet. Wenn dies geschieht, sagen Sie Folgendes:

„Nein, ich sagte, Sie sollen testen, dass sich Ihre Augen nicht öffnen lassen, Sie testen jedoch, dass sie es können. Wir wissen beide, dass Sie Ihre Augen öffnen können. Bitte stellen Sie sich nun vor, dass Sie Ihre Augen nicht öffnen können. Also noch mal von vorne."

Ich wiederhole dann den ersten Teil und spätestens jetzt habe ich eine 99-prozentige Erfolgsquote und meine Klienten können Ihre Augen nicht mehr öffnen. Erinnern Sie sich nun an das große Geheimnis der Hypnose: Wenn ein Proband eine Suggestion akzeptiert, akzeptiert er auch alle anderen. Sagen Sie also: „Großartig. Erlauben Sie nun, dass sich dieses Gefühl von Ihren Augenlidern aus über Ihre Stirn und dann hinunter zu Ihrem Nacken und Schultern, durch die Arme bis in die Fingerspitzen ausbreitet und danach noch weiter durch Ihren Oberkörper, Ihren Bauch, durch Ihre Beine und Füße bis in den Boden fließt. Lassen Sie nun einfach los."

Meiner Überzeugung nach ist die Dominanz des Unterbewusstseins bereits dann hergestellt, wenn der Hypnotisand nicht mehr dazu in der Lage ist, seine Augen zu öffnen, da ein solch eigentlich unlogisches Szenario wie das, dass die Augen verschlossen sind, nur mithilfe des kreativen Geistes möglich ist. Wenn Sie also das erreicht haben, ist auch die Hypnose erreicht.

Es handelt sich hierbei um eine Kombination aus progressiver Entspannung und Augenschluss. Ich nutze dies nicht immer, aber wenn ich diesen Weg einschlage, intensiviert es die Kommunikation erheblich.

Ich führe ebenfalls Abwärtsbewegungen mit meinen Händen im Blickfeld meines Probanden aus, wenn es sich für mich richtig anfühlt. Das ist auch eine sehr alte Technik, die wunderbar funktioniert. Ich sehe auch immer den Teil des Körpers meines Probanden an, den ich gerade anspreche. Ich bin sicher, dass dies hilft, weil mein Proband dies **spürt**. Das Unterbewusstsein ist sehr clever und nimmt diese Vorgänge mit den Sinnen wahr, die normalerweise ungenutzt und von unserem Bewusstsein ignoriert werden.

An diesem Punkt werden sich Ihre Klienten entspannen. Ich habe nur sehr selten beobachtet, dass dies nicht der Fall war. Wie ich schon erwähnt habe, sind Hypnose und Entspannung sehr tief im Zeitgeist der Gesellschaft, dem universellen Bewusstsein, das wir alle gemeinsam teilen, verankert.

Magnetische Hände

Auch, wenn ich dies in jeder Situation gerne anwende, ist dies meine bevorzugte Induktion für Gruppen, da es mir eine wunderbare Übersicht gibt, wo sich die einzelnen Gruppenmitglieder gerade befinden und ich mich so auf mehr als ein Individuum einstellen kann.

Auf den ersten Blick mag dies wie ein auf physische Gegebenheiten beruhender Test scheinen, aber diese Induktion stützt sich nicht auf vorhersehbare Muskelbewegungen, sondern arbeitet allein mit der mentalen Befolgung der gegebenen Anweisungen und der aktiven Vorstellungskraft. Dies ist dadurch nicht nur eine elegante Induktion, sondern auch ein schöner Beweis für das Unterbewusstsein.

Lassen Sie Ihre Probanden sich setzen. Dann sollen sie ihre Hände mit angewinkelten Ellenbogen, aneinandergelegten Fingern und mit den Handflächen zueinander im Abstand von ca. 15 cm ausstrecken. Stellen Sie sicher, dass die Arme oder Ellenbogen nicht auf dem Schoß oder den Armlehnen aufgestützt werden. Die Arme und Hände müssen frei beweglich sein.

Geben Sie nun die Anweisung, die Augen zu schließen, das erhöht die Konzentration und schließt eventuelle visuelle Ablenkungen aus, außerdem wird es auch hier so erwartet.

Beginnen Sie nun damit zu suggerieren, dass sich die Hände wie durch Magnete anziehen, immer näher und näher. Ich berühre meine Probanden dabei und „platziere" so die Magnete in deren Händen.

„Sie spüren nun, wie Ihre Hände sich immer weiter anziehen und in dem Moment, in dem sich Ihre Hände berühren, wird Sie eine Welle des Wohlbefindens und Friedens erfassen und jeden Nerv, jeden Muskel und jede Faser erfüllen. In dem Moment, wenn sich Ihre

Finger berühren, werden Ihre Hände sanft in Ihren Schoß sinken, Ihr Kopf wird ganz schwer senkt sich auf Ihre Brust, während Sie einen wundervoll ruhigen und friedlichen Zustand erleben." Dies kann bei manchen Menschen bis zu zwei Minuten dauern, allerdings können Sie den Prozess auch beschleunigen.

Beobachten Sie genau die Bewegung der Hände und warten Sie, bis die Hände nur noch ca. drei bis fünf Zentimeter voneinander entfernt sind. Dann drücken Sie die Hände zusammen, leicht nach vorn und nach unten. In dem Moment, in dem Sie die Hände bestimmt in deren Schoß legen, sagen sie in einem Befehlston:

„Schlaf!"

So etwas nennen wir Schockinduktion, die wie folgt arbeiten:

Ziel ist es, die Logik auszuschalten und somit einen Zustand der emotionalen und kreativen (unterbewussten) Dominanz herzustellen. Dies geschieht immer dann, wenn wir verwirrt oder verängstigt sind. Der Grund dafür ist einfach der, dass unser Gehirn damit nicht umgehen kann. Es macht einfach keinen Sinn, es gibt keine Logik in Verwirrung oder Angst. Weil das Gehirn jedoch ein träges und ungenaues Instrument ist, wenn es um Argumentationen geht, gibt es lieber auf und damit die Kontrolle an den viel schnelleren und weniger schwerfälligen Geist ab. Der Geist reagiert nur. Er trifft zwar auch Entscheidungen, aber er wägt nicht ab oder durchdenkt diese Entscheidungen logisch.

Der Geist ist also ein reaktionsfreudiges Tier, das Suggestionen wie „Schlaf!" annimmt, wenn er sie bekommt. Sie können natürlich auch andere Aufforderungen nutzen, wie „Entspannen Sie sich!" oder einfach „Zapp!" – alle diese Befehle werden zum gleichen Ergebnis führen, weil der kreative und emotionale Geist bereits erwartet, hypnotisiert zu werden.

Schwebendes Handgelenk

Bei einer Veranstaltung, die wir von ein paar Jahren in London besuchten, sprach der klinische Hypnotiseur Barry Thain von einer Induktion, die er nutzte. Er nannte diese Schwebendes Handgelenk. Ich missverstand ihn erst einmal völlig doch, als er später demonstrierte, was er als seine Handgelenk-Induktion ansah, wurde mir klar, dass es sich um eine meiner Induktionen handelte.

Auch diese Methode beinhaltet Induktion und Test zur Suggestionsakzeptanz gleichzeitig. Dies ist die einfachste Art, zu mit Hypnose zu arbeiten.

Setzen Sie sich neben Ihren Klienten und nehmen Sie das Handgelenk, das Ihnen am nächsten ist, in die Hand. Bitte machen Sie sich keine Gedanken darüber, Menschen anzufassen, wenn Sie zuvor bereits die Hände geschüttelt haben, werden sie auch nichts dagegen haben, wenn Sie nun deren Handgelenk ergreifen. Wenn Sie zunächst nachfragen, ob Sie Ihre Klienten berühren dürfen, werden diese sich bestimmt fragen, wo genau sie diese Berührung zu erwarten haben. Wenn die Berührung jedoch völlig harmlos ist, geben Sie ihren Hypnotisanden besser keinen Grund, sich darüber Gedanken zu machen. Denken Sie daran: Jedes Wort ist eine Suggestion.

Fordern Sie Ihren Probanden nun auf, Ihnen einen Arm zu geben. Befehlen Sie dies nicht, aber machen Sie klar, was sie verlangen. Halten Sie das Handgelenk Ihres Probanden mit einer, den Ellenbogen mit der anderen Hand und sagen Sie:

„Geben Sie mir Ihren Arm."

Wenn Sie nun nicht das volle Gewicht des Unterarms Ihres Hypnotisanden spüren und dessen Ellenbogen nicht bewegen können, wurde Ihnen der Arm nicht gegeben, sondern Ihnen nur erlaubt, diesen zu halten. Bestehen Sie darauf, dass Ihnen der Arm übergeben wird, bis Sie den Arm beim Handgelenk halten, die Hand des Probanden scheinbar leblos herabhängt und Sie den Ellenbogen frei bewegen können. Bewegen Sie an diesem Punkt den Arm in eine etwas andere Position als die, in der er Ihnen übergeben wurde. Dies wird von deren Unterbewusstsein als Signal gewertet, dass Sie nun die Kontrolle über diesen Arm haben. Fordern Sie Ihren Hypnotisanden nun auf, die Augen zu schließen. Ich mache das meist, weil es erwartet wird und es ist eine einfache Methode, äußere Ablenkungen zu eliminieren. Ich nutze auch Induktionen mit Augenfixierung ziehe aber vor, die Augen einfach schließen zu lassen. Behalten Sie immer im Kopf, dass die Induktion für Sie stimmig sein muss. Ich habe diese Induktion während meiner Seminare auch mit geöffneten Augen demonstriert, aber nur, um damit anzugeben, sonst sehe ich darin keinen Sinn.

Sagen Sie nun:

„Genau so. Ihr Arm schwebt nun. Er bewegt sich weder nach oben noch nach unten. Er bleibt einfach genau da, schwebt genau da, wo er jetzt gerade ist und bewegt sich nicht. Gut so."

Vielleicht müssen Sie dies ein paarmal wiederholen.

Während Sie reden, achten Sie auf die Hand und darauf, wie schwer der Arm ist. Sie sollten nach zwei Dingen Ausschau halten: Die Hand sollte völlig schlaff bleiben und sich nicht bewegen und zweitens sollte der Arm für Sie immer leichter werden. Sie werden spüren, dass Sie den Arm nicht länger halten, doch bemerkenswerterweise werden Sie keine Aufwärtsbewegung des Armes wahrnehmen und meist auch so gut wie keine Muskelversteifung im Ellenbogen.

Nehmen Sie ihre Hand nun langsam fort und der Arm wird mühelos in seiner Position verbleiben. Ich habe einmal eine zwanzigminütige Sitzung in meinem Auto auf dem Parkplatz eines McDonald's durchgeführt und die Hand schwebte die ganze Zeit hindurch bis ich meinen Hypnotisanden aufweckte. Abgesehen davon, dass der Arm sich etwas steif anfühlte, gab es nichts Außergewöhnliches von dem Arm zu berichten. Interessant.

Diese Induktion kann auch als sehr guter Überzeuger-Test durchgeführt werden. Wenn der Arm schwebt, sagen Sie Ihrem Probanden, dass der Arm nun Ihnen gehört. Der Arm würde zu Ihnen gehören, und egal, wie Sie diesen bewegen würden, der Arm bliebe in der vorgegebenen Stellung. Geben Sie nun die Anweisung, die Augen zu öffnen und fragen Sie Ihre Probanden, um wessen Arm es sich handeln würde. Wenn der Arm genau das macht, was sie wollen, werden Sie die Antwort, dass es Ihr Arm ist, erhalten, wenn Ihre Probanden Sie oder den Arm dabei auch leicht verwirrt ansehen werden.

Das ist völlig in Ordnung. Das Gehirn versucht herauszubekommen, warum es die Kontrolle über eine Extremität verloren hat.

Wenn ich zufrieden bin mit der Reaktion, drücke ich den Arm herunter in deren Schoß und lasse die Augen wieder schließen, um zum nächsten Stadium überzugehen: der Vertiefung.

Augen- und Körperfixation

Fixation, oder besser Faszination hat zwei Effekte: Erstens fokussiert es den Geist auf eine sonst unsinnige Handlung und dafür benötigt das Unterbewusstsein Dominanz. Ich brauche wohl nicht zu erwähnen, dass das logische Gehirn mit emotionalen und unlogischen Dingen nicht umgehen kann. Der zweite Effekt ist, es zeigt Ihnen am einfachsten, ob die Suggestionen angenommen werden.

Mein Favorit hierbei ist das althergebrachte Starren in einen Scheinwerfer, der als Bühnenbeleuchtung dient. Dies ermüdet die Augen und hilft dabei, die Suggestion zu akzeptieren, dass sich die Augen schließen werden. Es zeigt Ihnen außerdem, wie fokussiert Ihr Proband ist. Lassen Sie Ihre Hypnotisanden ruhig etwas zappeln, auch wenn die Tränen fließen und verzweifelt darauf gewartet wird, die Augen endlich schließen zu dürfen. Sie werden dies nicht von allein machen, da Sie ihnen gesagt haben, dass sie ihren Blick nicht vom Scheinwerfer abwenden sollen.

Zur gleichen Zeit können Sie auch eine Armkatalepsie einbinden. Heben Sie die Arme Ihrer Probanden etwa brusthoch an und sagen Sie, dass die Arme in dieser Position verharren sollen. Ich habe schon eine 20-minütige Vorführung, inklusive „aufwecken" und Gesprächen mit meinen Probanden so gestaltet; trotzdem blieben die Arme in der vorgegebenen Position.

Man kann auch ein Objekt etwas über Augenhöhe halten, so hoch, dass Ihre Probanden so eben nicht den Kopf nach hinten neigen müssen. Nach ein paar Momenten werden Sie sehen, dass sich die Augen schließen und nach ein paar Minuten – Schwupp, sind sie weg.

Das klingt jetzt sehr beeindruckend, weil Sie nicht ein Wort dabei sprechen müssen, ist es aber im Grunde gar nicht. Sie haben bereits gesagt, wer Sie sind und was Sie machen. Ihre Probanden haben zugestimmt dieses Objekt anzusehen ohne den Kopf nach hinten zu lehnen. Also wurden bereits drei oder vier Suggestionen akzeptiert, bevor die Induktion überhaupt erst stattfand.

VERTIEFUNG

Nun können Sie den Zustand noch „vertiefen". Wie ich bereits sagte, handelt es sich auch hierbei um einen Mythos.

Es gibt keine Tiefengrade der Hypnose, es gibt nur Hypnose. Was Sie machen, wenn Sie „vertiefen" ist eine Feineinstellung und Verstärkung der Kommunikation. Sie erhöhen damit den Energiefluss zwischen Ihnen und dem Hypnotisanden. Dies ist eine hervorragende Gelegenheit, um sowohl Ihren, als auch den Fokus Ihres Probanden zu schärfen und zu intensivieren. Manchmal nutze ich die Vertiefung als verlängerte Induktion und auch das wirkt sehr gut, sogar bei Menschen in der näheren Umgebung, die mich hören konnten.

Auch hier gilt wieder: Ich wandle nichts mehr ab, es funktioniert. Es gibt vielleicht Millionen von Möglichkeiten zu diesem Thema, aber vertrauen Sie mir bitte, wenn ich sage, dass es nicht wichtig für Sie oder Ihren Hypnotisanden ist, was Sie sagen oder machen. Wichtig ist, wie Sie etwas sagen oder machen.

Hier also, wie ich dies durchführe und ich weiß, dass es so funktioniert, weil es für mich bereits mehrere Hunderttausend Male funktioniert hat, aber Sie können und sollten natürlich Ihre eigene Methode entwickeln.

Als ich in diesem Spiel noch neu war und noch nicht so viel Selbstvertrauen in mich und meine Fähigkeiten hatte, habe ich dies manchmal so weit ausgedehnt, dass meine Probanden plötzlich anfingen zu schnarchen. Sie können sich jedoch darauf verlassen, dass diese Methode schnell und effektiv wirkt.

Diese Vertiefung nutzt physische Tatsachen aus statt irgendwelcher Visualisierungen, die oftmals nur dazu führen, dass die Probanden wieder in ihren vorherigen Zustand zurückfinden. Diese Methode ist dafür ausgelegt, den Fokus des Unterbewusstseins mental und physisch nach innen und gleichzeitig auch auf die Stimme des Hypnotiseurs zu richten.

„Ich werde nun beginnen zu zählen und bei jeder Zahl, die ich ausspreche, jedem tiefen Atemzug, den Sie nehmen, jedem Ihrer Herzschläge verdoppeln Sie _____, die Sie momentan fühlen.“

(Dies könnte durchaus Entspannung sein, wenn der Proband ganz offensichtlich entspannt ist, es könnte auch Friede und Gelassenheit sein, was meine Favoriten sind, es kann sich aber buchstäblich um alles handeln, das der Proband Ihrer Beobachtung nach „fühlt“)

„Sie hören nur noch meine Stimme und nichts sonst stört oder beunruhigt Sie. Der einzige wichtige Klang, den Sie hören, ist der Klang meiner Stimme. Jedes andere Geräusch hilft lediglich dabei, das Gefühl von Frieden und Gelassenheit in jeder Pore und Faser Ihres Körpers und Ihres Geistes zu verankern.

Zehn. Tiefer und tiefer, Neun, mit jedem tiefen Atemzug, Acht, mit jedem Ihrer Herzschläge, Sieben, mit jeder Zahl sinken Sie tiefer und tiefer. Sie entspannen immer mehr und mehr. Fünf.“

(Lassen Sie die Nummer Sechs aus, um Verwirrung auszulösen und um die Akzeptanz des veränderten Zustands zu verstärken. Ihr Proband denkt vermutlich: „Ich hab die Nummer Sechs nicht mitbekommen, ich sinke in Hypnose“.) Zählen Sie weiter in dieser Art und Weise herunter bis zur Eins.

Hinweis: Ich zähle grundsätzlich herunter, um meine Probanden in Hypnose zu versetzen und herauf, um sie wieder herauszuholen. Dafür gibt es keinen besonderen Grund, außer dass ich es mir so angewöhnt habe.

Bei der Zahl Eins lasse ich einen wundervollen Ort imaginieren und beginne damit, die kreativen Fähigkeiten meiner Probanden zu nutzen. Es besteht absolut kein Grund dafür, die Vertiefung weiter umzuformulieren oder zu wiederholen. Wenn Sie Ihren Probanden bis jetzt nicht in Hypnose haben, werden Sie dies auch nicht mehr schaffen – jedenfalls nicht heute.

HYPNOSE-„STADIEN"

Dies wurde vor Kurzem in einem unserer Internet-Foren von Jenny von Curvessynergy.com gepostet:

*„Es gibt zwei Stadien der Hypnose. Hypnotisiert und nicht hypnotisiert. Es gibt allerdings Zigtausend *Trance-Level*. Manche davon schließen die Hypnose ein."* Jenny

Ich stimme dem zu.

Hypnose ist ein Gemütszustand und kein Gebäude mit Stockwerken und Aufzügen. Natürlich kann man dies als Metapher für die Vertiefung oder Intensivierung der Hypnose nutzen, doch der Hypnotiseur sollte sich darüber im Klaren sein, dass es sich um mentale Muster und nicht um physische Stadien handelt.

Wenn Sie zu viel Zeit oder Energie darauf verschwenden, das richtige „Stadium" zu erreichen, werden Sie schlimmstenfalls Ihre Probanden langweilen und damit die Kontrolle über die Situation und ebenfalls Ihre Verbindung zum Hypnotisanden verlieren.

Denken Sie in Bezug auf Stadien an ein elektrisches Gerät mit einem automatischen Ausschalter oder an einen Bildschirmschoner für Ihren Computer: Wenn Sie zu viel Zeit damit verbringen, nichts zu machen, wird abgeschaltet. Sorgen Sie sich also nicht um ein gewisses Stadium, achten Sie darauf, dass Sie die Verbindung halten.

Das einzige wichtige Stadium ist das, in dem Ihre Suggestionen ohne Zögern angenommen werden.

ABSICHT

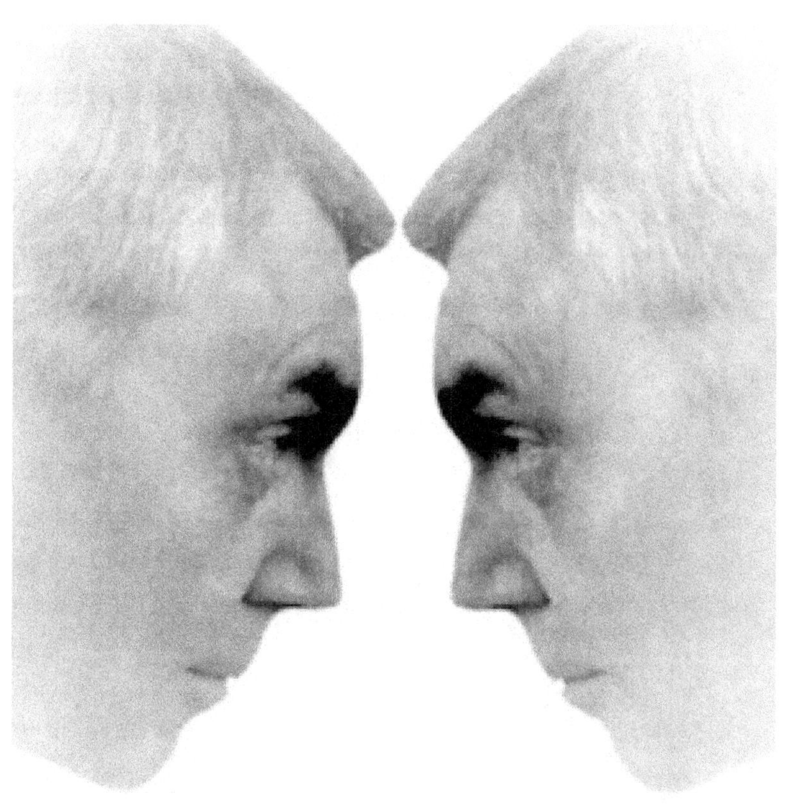

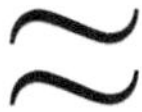

Ohne Zweifel handelt es sich hierbei um das wichtigste Instrument, das Sie als Hypnotiseur beherrschen müssen. Was auch immer Sie beabsichtigen als Ergebnis zu erreichen, wird auch wahrscheinlich Ihr Ergebnis sein.

Dies gilt für alles, was Sie im Leben erreichen wollen. Nicht, was Sie denken oder sagen erreicht das Ziel. Im Endeffekt ist es die Absicht hinter all den internen Vorgängen, die wirklich wichtig ist.

Um Ihnen zu demonstrieren, wie wichtig die Absicht wirklich ist, habe ich ein bisschen in meinem Bücherregal gegraben und eine Studie gefunden, die eine Grundlage der Hypnotherapie darstellt, die wiederum für mich schon erschreckend in ihrer Kurzsichtigkeit ist: „Menschen in Hypnose werden niemals versuchen sich selbst oder andere zu verletzen."

Im Buch „Modern Hypnosis", herausgegeben und zusammengestellt von Lesley Khun und Dr. Salvatore Russo, 1970 veröffentlicht von der Wiltshire Book Company, Library of Congress Nummer 58:13449, befinden sich zwei zusammengefasste Forschungsergebnisse: eine von Dr. Lloyd W. Rowland und eine andere vom Halbgott der Hypnotherapie Dr. Milton H. Erickson.

Das erste Experiment wird betitelt mit „Werden hypnotisierte Personen versuchen sich selbst oder andere Personen zu verletzen?" und die zweite Forschungsarbeit wurde „Eine experimentelle Untersuchung des möglichen antisozialen Einsatzes von Hypnose" genannt.

Das Wort „möglichen" im zweiten Titel zeigt schon, wie das Experiment aufgebaut wurde und was die Absicht dahinter war.

Beide Experimente wurden nahezu gleich durchgeführt. Der Hypnotiseur suggerierte den freiwilligen Probanden, dass diese ihn verletzen sollten.

Im ersten Experiment zeigte Rowland genau das, was er beabsichtigte zu beweisen: Alle Studenten würden mit Freude mit einer Klapperschlange spielen oder mit einer Pistole auf den Hypnotiseur schießen.

Das zweite Experiment zeigte jedoch, was der liebenswürdige Dr. Milton Erickson bestimmt im Sinn hatte, nämlich dass genau das oben beschriebene nicht geschehen würde.

Interessant an diesen Experimenten ist, dass Ericksons Absicht wahrscheinlich das genaue Gegenteil von Rolands Absicht darstellte. Meiner Meinung nach war es seine alles durchdringende, leitende Absicht, die hinter den Handlungen und Suggestionen des Hypnotiseurs standen, die für das erreichte Ergebnis verantwortlich waren und nicht automatische Sicherungen in seinen Probanden.

Beide erhielten genau das, was sie beweisen wollten, was sie erwarteten.

Dies bringt mich zu dem Schluss, dass, wenn Sie Hypnose wollen, werden Sie diese auch erhalten und, was noch wichtiger ist, wenn Sie beabsichtigen, dass Sie und Ihr Klient nichts als Erfolg haben werden durch die Hypnose und dies mit jeder Pore Ihres Körpers, jedem Wort und jeder weiterer Art der Kommunikation aussenden, wird diese Botschaft auch ankommen.

Wenn diese Art der Hypnose in spontan auftretenden emotionalen

Situationen zwischen zwei Menschen stattfindet, wird sie das Bewirken, was derjenige mit dem stärkeren Fokus auf seine Absichten geplant hat. Der Elternteil, der sein Kind oder sich selbst schützen will, wird immer die besten Absichten haben, auch wenn das dadurch erzeugte Glaubenssystem vielleicht behindernd, zerstörerisch oder unerwünscht ist, die Absicht war es jedoch nicht.

Und genau das gibt der Absicht so viel Macht, Sie müssen nicht wirklich darüber nachdenken. Stellen Sie sich Ihr Ziel mit aller Willenskraft vor und seien Sie sich sicher, dass es genau so sein wird. Danach vergessen Sie einfach alles.

Ohne Zweifel werden die Nuancen und unterschwelligen Botschaften unserer Kommunikation instinktiv von anderen aufgenommen und verstanden. Die Muster dieser minimalen Bewegungen, Hautfärbungen, Atemgeschwindigkeit, Stimmhöhe, Energieübertragung und all den anderen Dingen, die während eines Gesprächs auftreten, verstehen wir bis heute kaum, doch werden diese bestimmt von unseren wahren Wünschen, von unseren wahren Absichten.

Je bewusster und beabsichtigter diese Muster auftreten, desto weniger natürlich wirken sie. Wenn solche Muster dann auch noch vom Gegenüber als bewusst gesteuert erkannt werden, werden diese sehr schnell als Täuschung und Hinterlist interpretiert, was wiederum zur Folge hat, dass die Verteidigungsmechanismen sofort aktiviert bzw. verstärkt werden. Mit anderen Worten, je mehr wir über solche Muster nachdenken müssen, desto eher wirkt unsere Absicht wie eine Täuschung. Wenn Sie selbst Ihre Absicht als falsch ansehen, glauben Sie nicht an sich und ein Versagen ist vorprogrammiert.

Für Jemanden, der daran glaubt, dass es für ihn unmöglich ist, jemand anderen zu etwas Destruktivem zu bewegen, ist solch ein Vorhaben in der Tat unmöglich. Solche Personen wissen nicht, zu was sie in der Lage wären und somit handelt deren Unterbewusstsein entsprechend. Das scheint zunächst ein sicherer Weg zu sein, aber er schränkt auch stark ein und dies ist auf lange Sicht weder für den Hypnotiseur noch für den Hypnotisanden förderlich.

Ihre Absicht ist also absolut wichtig.

SUGGESTIONEN

Ich glaubte einst daran, dass es bestimmte Wege und Formate gäbe, um Suggestionen zu geben. Ich tat dies so sehr, dass ich – bis vor kurzem noch – in meinen Seminaren Regeln für Suggestionen lehrte.

Hey, wir alle machen Fehler.

Tatsache ist, dass es völlig egal ist, wie eine Suggestion aufgebaut ist so lange diese einen Sinn für das Unterbewusstsein des Probanden ergibt und dieses damit umgehen und die Suggestionen ausführen kann.

Eine anerkannte Theorie besagt, dass Sie auf keinen Fall das Problem selbst benennen sollten, weil dies das Unterbewusstsein auf das Problem selbst wieder hinweist. Ja, das ist wirklich wahr. Diese wundervolle Lehrmeinung sagt, dass Sie das Unterbewusstsein Ihres Probanden nicht dazu bringen sollten, über das Rauchen nachzudenken, wenn dieser damit aufhören möchte. Sie müssen nicht lange darüber nachdenken, um darauf zu kommen, dass das Eine ohne das Andere nur schwerlich möglich ist.

Ich lehrte meinen Schülern, was ich auch beigebracht bekommen hatte, z. B. nur Sätze wie „frei vom Tabak", „nicht mehr länger den Zwang verspüren, unangebrachte Substanzen Ihrem Körper zuzuführen" usw.

Wenn Sie zu diesen Schülern gehörten, entschuldige ich mich hiermit aufrichtig. Ich war zu der Zeit eher ein Therapeut.

Das, was ich mittlerweile mache ist ein sehr viel direkterer Weg und mit der Suggestionsgabe auf der Bühne vergleichbar. Wenn ich möchte, dass jemand mit dem Rauchen aufhört, sage ich meinem

Klienten, dass er nicht raucht. Ich sage, dass das Rauchen nicht mehr Teil seines Lebens ist und dass es ihn nicht mehr betrifft. Meine Klienten haben keine Bedürfnisse nach einer Zigarette, weil Nichtraucher keine Zigarette brauchen und sie werden auch nicht vom Zigarettenrauch verführt, weil eben Nichtraucher davon nicht beeinflusst werden. Wenn meine Klienten eine Phobie loswerden wollen, sage ich ihnen, dass sie sich nicht mehr vor X fürchten, weil sie keine Angst davor empfinden, dies niemals getan haben oder haben werden.

Wenn ich es für notwendig halte, verstärke ich dieses Vorgehen durch den Einsatz von Symbolen, allerdings erreiche ich mit der oben beschriebenen Methode bei 90% meiner Klienten bereits das gewünschte Ergebnis.

Halten Sie Ihre Suggestionen einfach und direkt.

Geben Sie die Suggestionen so, als wären diese bereits Tatsachen, so, als wäre diese Realität bereits Wirklichkeit.

Sagen Sie: „Sie rauchen nicht", und nicht „Sie rauchen nicht mehr" oder „Sie werden nicht mehr rauchen."

Nutzen Sie Ihre und deren normale Sprachmuster.

Wenn es sich für Sie nicht richtig anfühlt, dann faseln Sie nicht endlos davon, dass Ihre Probanden passiv und kontrolliert bleiben in Zeiten sozialen Zwiespalts – das ist aus einem Skript, das ich gerade im Internet gefunden habe – nutzen Sie statt dessen Worte und Sätze, die Sie auch in einem normalen Gespräch nutzen würden.

„Sie sind nicht aus der Ruhe zu bringen, auch, wenn Ihnen andere Leute auf die Nerven gehen. Es stört Sie gar nicht, Sie bleiben ganz locker."

Stellen Sie sich die Emotionen vor, welche Sie bei Ihren Klienten erwecken möchten, damit Sie Ihre Suggestionen mit diesen Emotionen füllen können.

Wenn eine Suggestion nicht sofort Wirkung zeigt, wiederholen Sie sie nicht, formulieren Sie sie um.

Lassen Sie uns Mal einen Blick auf den alten Mythos werfen, dass Suggestionen auch zurückgewiesen werden können. In allen Büchern, die ich über Hypnose gelesen habe, wurde über die Ablehnung von Suggestionen gesprochen, als wäre es ein Gesetz. Ich denke, das kam wie folgt zustande:

Ein Hypnotiseur gab einem offensichtlich hypnotisierten Probanden eine Suggestion. Der Proband zeigte keinerlei Reaktion auf die Suggestion. Also wurde beobachtet, dass **A)** der Proband noch immer Kontrolle über logische Gedankengänge hat und **B)** der Proband die Wahl hat eine Suggestion zu akzeptieren oder abzulehnen.

Lassen Sie uns noch andere Möglichkeiten beleuchten, wobei wir die naheliegendste, dass der Proband sich nicht in Hypnose befindet, außen vor lassen.

A) Der Proband hat nicht verstanden, was die Suggestion genau auslösen sollte oder **B)** der Proband kann aufgrund fehlender interner Muster nicht auf die Suggestion reagieren.

Wie oft prüft ein durchschnittlicher Hypnotherapeut, ob sein Klient, mit dem er gerade arbeitet, auch wirklich die Suggestion verstanden hat? Ich schätze, dies geschieht niemals während des Prozesses und nur selten danach. Es ist unbegreiflich, dass es nicht zur Standardvorgehensweise gehört, sicherzugehen, dass die Klienten auch verstehen, was man ihnen sagt. Besonders wichtig ist diese Überprüfung, wenn Sie mit einer Metapher gearbeitet haben, ohne danach eine direkte Suggestion zu verwenden.

Dabei ist es so einfach, dies zu überprüfen. Ich mache das ständig, indem ich nach einer Suggestion darum bitte, mit dem Kopf zu nikken, wenn alles verstanden wurde. Ich nutze keine komplexen ideomotorischen Reaktionen oder IMR, über die Sie vielleicht schon gelesen haben, also z. B. die Suggestion einen Finger zu heben, wenn das Unterbewusstsein zustimmt, da genau dies nur eine Reaktion auf die Suggestion, einen Finger zu heben sein könnte, aber keine Zustimmung der Suggestion. Nein, lassen Sie uns dies direkt und einfach halten: Ein Kopfnicken ist eine ideomotorische Reaktion. Das ist nichts, das wir in der Regel bewusst machen und es ist ein automatisches Zeichen für Zustimmung in der westlichen Welt. Fragen Sie also einfach, ob Ihr Proband alles verstanden hat.

Formulieren Sie eine Suggestion immer so, dass diese von ihrem Probanden verstanden werden kann. Es hat keinen Sinn, zu suggerieren, dass Ihr Proband sich selbst bei etwas sieht, wovon er keine Ahnung hat, wie dies funktionieren soll.

Ich führte einmal eine Show für Erwachsene auf, in der ich eine Stripteasenummer mit den Männern auf der Bühne durchführte. Ich erlaube dabei lediglich, dass Shirts und Hemden ausgezogen wurden – das war manchmal schon schrecklich genug – und suggerierte, dass sie die „Full Monty" aus dem Film und Buch „Ganz oder gar nicht" seien.

Bei dieser Show gesellte sich ein Herr nicht zu den anderen, als das Lied „Kiss" von Tom Jones mit dem durch den Saal dröhnte. Er sah einfach nur verwirrt aus. Einem neutralen Beobachter, besonders einem, der glaubt, dass Suggestionen zurückgewiesen werden können, wäre es wahrscheinlich so vorgekommen, dass dieser Herr die Suggestion als geschmacklos abgelehnt hätte.

Für mich war das keine Option. Ich ging zu dem Herrn, stellte das Mikrofon aus, und fragte ihn, ob er wissen würde, was „Full Monty" bedeutete. Er zuckte mit den Schultern und schüttelte den Kopf. Später stellte sich heraus, dass er ein Lehrer aus Südafrika war und weder den Film, noch das Buch kannte.

Somit hatte er keine Vorlage dafür, wie seine Reaktion aussehen sollte. Weder eine, die er aufgrund von Beobachtungen kannte, noch eine, die eine Anekdote beinhaltete. Ich bemerkte allerdings, dass er einen Ehering trug und induzierte erneut, diesmal mit der Suggestion, dass er zu Hause sei und einen sexy Striptease für seine Frau zur gespielten Musik machen würde. Das war einer der besten Strips, die ich je gesehen habe. Eine hypnotisierte Person kann eine Suggestion, die verstanden wurde, nicht ablehnen. Wenn eine Suggestion keine Wirkung zeigt, liegt das daran, dass der Hypnotiseur etwas nicht richtig gemacht hat.

Überprüfen Sie immer, ob wirklich alles verstanden wurde, und gestalten Sie Ihre Suggestionen nicht so abgehoben oder verwirrend, dass nur Sie selbst und vielleicht noch jemand, der auf einem Berg am Rande der Mongolei wohnt, diese verstehen würde.

GESTALTEN SIE ALLES EINFACH.

DIE SUPER-SUGGESTION

Dies ist eine weitere Überlappung mit meinem Buch über Bühnen-Hypnose. Es ist allerdings auch die einzige „Suggestion", die Sie wirklich benötigen. Nach dieser „Suggestion", sagen Sie Ihren Hypnotisanden einfach, was sie machen sollen.

Sie sieht wie folgt aus:

„Von nun an wird jedes Wort, das ich sage, sofort zu Ihrer Realität"

Wenn Sie dies nicht verstehen, benutzen Sie es bitte nicht. Es heißt im Grunde, dass der Proband alles erleben wird, was der Hypnotiseur ihnen zu erleben vorgibt, alles glaubt, was der Hypnotiseur sagt, dass sie es glauben und alles weiß, was der Hypnotiseur sagt, dass sie es wissen.

Vielleicht wäre „ultimative Suggestion" besser als „Super-Suggestion".

STIMMLAGE

Wie wichtig ist die Stimmlage?

Ich habe schon viele Menschen gesehen, die sagten, dass die Stimm-lage nicht wichtig wäre, doch, auch wenn ich mehr oder weniger normal spreche während einer Hypnose, was Satzbau und Akzent angeht, weiß ich, dass ich in einer ganz bestimmten Weise spreche, wenn ich jemanden hypnotisiere. Meine Lebenspartnerin Jane nennt dies meine „hypnotische Stimme".

Jeder gute Hypnotiseur, den ich kenne, macht es genauso.

Ohne Zweifel ist die Absicht des Hypnotiseurs wichtiger bei einer Hypnose, als die Kooperationsbereitschaft des Probanden. Die of-fensichtlichste Art und Weise, wie der Proband diese Absicht in sich aufnehmen kann, wenn dieser die Augen geschlossen hat, ist durch die Stimme des Hypnotiseurs. Genau deswegen ist es gut, die Be-deutung der Stimmlage zu verstehen.

Mit Stimmlage meine ich hier Geschwindigkeit und Betonung. Es geht mir nicht darum, ob Sie Ihre Stimme heben oder senken, ob Sie das „R" rollen oder ein Vibrato am Ende eines Satzes anbringen. Ich rede hier vom Takt, vom Rhythmus und vielleicht auch ein wenig vom Trällern in Ihrer Stimme.

Bei Sängern spiegelt die Stimme den Fokus des Künstlers auf das Lied wieder. In der Hypnose spiegelt die Stimme den Fokus des Hypnotiseurs auf die Absicht hinter der Suggestion wieder.

Wenn Sie meinen, dass ein bisschen Trällern in Ihrer Stimme das, was Sie erreichen wollen, am besten trifft und sich dies für Sie auch bewährt hat, funktioniert dies nicht deswegen so wundervoll, weil dies die absolut richtige Art und Weise ist, eine Suggestion zu geben oder weil dies besser für Ihren Probanden ist. Es wirkt deswegen so gut, weil es für Sie der richtige Weg ist. Ich weiß zum Beispiel ganz sicher, dass es einfacher ist, eine Gruppe von Menschen zu hypnotisieren, wenn ich ein Mikrofon und Lautsprecher nutze.

Dies ist deswegen so, weil durch die Verstärkung meiner Stimme auch meine Absicht besser vermittelt wird.

Wenn Sie also Suggestionen geben, kann es Ihnen eine große Hilfe sein, wenn Sie dabei Ihre „Hypnosestimme" nutzen. Dies ist die Stimme, mit der Sie sich am wohlsten fühlen und die Ihnen den größten Fokus vermittelt.

Eine Lehrmeinung geht davon aus, dass man seine Stimme senken und in einer monotonen Art und Weise reden sollte. Dies sei hypnotisch. Das ist jedoch falsch.

Eine andere Lehrmeinung besagt, dass man an ungewöhnlichen Stellen Pausen einbauen sollte, wie Erickson es getan hat und dies sei hypnotisch. Auch das ist falsch. Meiner Meinung nach pausierte Erickson immer wieder, weil sein Zwerchfell nach zweimaliger Kinderlähmung nicht mehr optimal funktionierte und er immer wieder in einem Satz Pause machen musste, um Luft zu holen. Es handelt sich um nichts, zu dem er sich bewusst entschlossen hatte.

Wieder eine andere Lehrmeinung sagt, dass wenn man sogenannte „hypnotische Aufnahmen" erstellt und man auf jede Audiospur eine von zwei Stimmen legt, dies hypnotisch sei. Doch das ist es auch nicht.

Und trotzdem besteht hierbei eine Art Paradox: Alle der oben genannten Methoden können den hypnotischen Prozess unterstützen, aber keine ist notwendig für die Hypnose.

Noch einmal: Hier geht es nicht um Stimmhöhen oder besondere Sprachmuster, es geht um Ihre Absicht, Ihren Glauben und Ihr Verhalten. Wenn Sie eine oder alle der oben beschriebenen Methoden für sich als selbstbewusster Hypnotiseur als wichtig erachten, dann verleiht Ihre Absicht diesen Methoden Macht. Mir wurde gesagt, dass sich meine Stimme verändert, wenn ich die Hypnose anschalte und ich denke, das stimmt. Allerdings hat dies meiner Meinung nach mehr damit zu tun, dass ich meine Absicht fokussiere, als dass ich meine Stimme ändere. Diese Veränderung geschieht jedenfalls nicht bewusst.

Wenn Sie darüber nicht anders denken, dann brauchen Sie sich nicht darum zu kümmern, ob Sie nun eine ganz spezielle Stimmlage bei sich trainieren, reden Sie einfach nur.

Es ist auf jeden Fall gut, wenn Sie ab und zu Pausen einlegen und somit Ihrem Klienten die Möglichkeit geben, Ihre Suggestionen zu verarbeiten, aber es spielt dabei keine Rolle, wann genau Sie diese Pausen machen. Meiner Meinung nach unterstützen diese Pausen den Eindruck, dass Ihre Stimme anders klingt, was wiederum ein kleines bisschen mysteriös wirkt und das spricht das grundsätzlich Unterbewusstsein an.

Es gibt keine Berichte darüber, ob dies alles die Effektivität der Hypnose erhöht oder nicht. Ich denke, es liegt komplett beim Hypnotiseur zu entscheiden, wie dieser arbeiten möchte und wichtig dabei ist, dass dieser sich mit seinen Methoden wohlfühlt.

Offensichtlich ist, dass Ihre Stimme Ihr absolut wichtigstes Werkzeug ist und Sie dementsprechend darauf achtgeben sollten. Lassen Sie Ihren Hals nicht zu trocken werden während einer Hypnose und haben Sie immer ein Glas Wasser zur Hand. Nehmen Sie keine Milchprodukte oder Schokolade vor einer Hypnosesitzung zu sich, da dies die Schleimproduktion anregt.

Zu guter Letzt denken Sie bitte immer daran, dass Ihre Stimme ein Muskel ist, den sie verlieren können, wenn ihn sie nicht nutzen. Trainieren Sie Ihre Stimme. Singen ist hierfür der beste Weg. Es macht Spaß und nervt Ihre Familie, Freunde und Nachbarn so richtig.

ANKER UND POSTHYPNOTISCHE SUGGESTIONEN

Anker oder posthypnotische Suggestionen stellen sicher, dass das Muster, das Sie gerade in Ihrem Klienten installiert haben bei diesem nun regelmäßig aktiviert und bestätigt wird und verringern so die Möglichkeit, dass diese Muster von anderen Hypnotiseuren, wie Familie, Bezugsgruppen oder Kollegen wieder überschrieben werden.

Erinnern Sie sich: Jeder ist ein Hypnotiseur, und wenn Sie Ihre Arbeit nicht verankern oder suggerieren, dass dieses neue Muster nicht von jemand anderes überschrieben wird, könnte es sein, dass Ihr Klient in einem Monat wieder genau dort ist, wo er ursprünglich war, auch wenn die Sitzung bei Ihnen zunächst ein voller Erfolg war.

Um die Langlebigkeit Ihrer Arbeit sicherzustellen, sollten Sie diese verankern, oder besser, ein Glaubensmuster oder ein Verhalten damit verknüpfen.

Eine Art der am häufigsten genutzten Anker, die in der Hypnotherapieausbildung gelehrt werden, basiert auf dem Gedanken, dass, wenn man etwas bewusst und absichtlich durchführt, es Erfolg haben wird. Also wird den Klienten gesagt, dass sie Daumen und Zeigefinger zusammenpressen sollen, wenn der Anker ausgelöst werden soll. Dies wird ihnen meist erst nach der Sitzung gesagt und in den wenigsten Fällen bereits während der Sitzung installiert.

Ich verstehe nicht, warum es Menschen gibt, die davon ausgehen, dass dies wirkt.

Meiner Erfahrung nach werden solche Anker nur sehr selten benutzt und schnell wieder vergessen. Wenn Leute einen Hypnotiseur aufsuchen, wollen, oder können sie meist nichts selbst an ihrem Verhalten ändern. Sie wollen, dass der Hypnotiseur dies für sie macht. Ihnen also Hausaufgaben zu geben ist nicht das, wofür sie bezahlt haben. Das baut sie nicht auf – dafür gibt es Chinosis – nur läuft es leider oft genau so, wie oben beschrieben.

Wenn wir uns also nicht darauf verlassen können, dass unsere Klienten den Anker auch bewusst nutzen, wie können wir dann Anker einsetzen? Ganz einfach. Wir verknüpfen die gewünschten Verhaltensweisen oder noch wichtiger, Glaubenssysteme und Gefühle mit Ereignissen, die ohne Zweifel eintreten werden.

Warum sollten Sie nicht die Ereignisse des ganz normalen Alltags Ihrer Klienten nutzen, wenn doch der Alltag vollgestopft ist mit nicht-emotionalen Ereignissen, die als Anker für ein neues mentales Muster dienen können?

Die Welt ist voll mit Handlungen, die wir jeden Tag ganz natürlich ausführen, wie z. B. morgens die Füße auf den Boden stellen, Zähneputzen, die Haare kämmen, sich anziehen, eine Tür öffnen, frühstücken – bis zum abendlichen Zähneputzen und zu Bett gehen.

Ein simpler post-hypnotischer Anker könne so aussehen: „Jedes Mal, wenn Sie von nun an eine Tür öffnen, wird sich dieses Gefühl von Selbstbewusstsein und Selbstwert steigern und durch jede Pore und Faser ihres Körpers und Geistes schimmern, was Ihnen ein wundervolles Gefühl von Kraft, Energie und innerer Ruhe gibt …“ Dies führt zu 20- bis 30-fachem Auslösen des Ankers am Tag. Der Anker wird bei jeder Tür ausgelöst: Schlafzimmer, Bad, Küche, Haustür, Autotür, Büro, Geschäft … Und das ist erst der Anfang.

Verankern Sie also **einfach** und **leicht** an alles, von dem Sie sicher sind, dass es auf jeden Fall geschehen wird und möglichst an etwas, das kein emotionales Muster selbst beinhaltet.

Noch ein Hinweis: Nicht alle Suggestionen, die wie post-hypnotische Anker aussehen, sind auch welche. Wenn Sie einen Bühnenhypnotiseur sehen, der zu seinen Probanden sagt: „Eins, zwei, hellwach", reagieren die Probanden auf diese Reaktion und sind in Wirklichkeit noch in Hypnose. Sie müssen erst aus diesem Zustand „entlassen" werden, bevor die Reaktion wirklich post-hypnotisch wird.

Mit anderen Worten muss den Probanden erst formal gesagt werden, dass die Hypnose zu Ende ist.

Es gibt jedoch etwas, dass man vielleicht als hypnotisches Überbleibsel bezeichnen könnte. Wenn eine Sitzung beendet ist, ist der Klient noch immer für ein paar Minuten sehr offen für Suggestionen und reagiert teilweise noch immer so, als wäre er tief in Hypnose.

Dies kann sehr nützlich sein. Viel wichtige Arbeit kann in einem Gespräch direkt nach der Sitzung noch ausgeführt werden.

„Das war eine wirklich hervorragende Sitzung. Eine der Besten, die ich je erlebt habe. Haben Sie mitbekommen, dass Sie, als Sie … sagten – oder taten?"

Ich habe diese Zeit sogar schon dafür genutzt, um noch etwas anzubringen, dass ich zuvor vergessen bzw. zu spät daran gedacht hatte. Und ich nutze diese Zeit grundsätzlich auch dafür, noch einige Wohlfühl-Suggestionen mehr zu geben.

SKRIPTNOSE

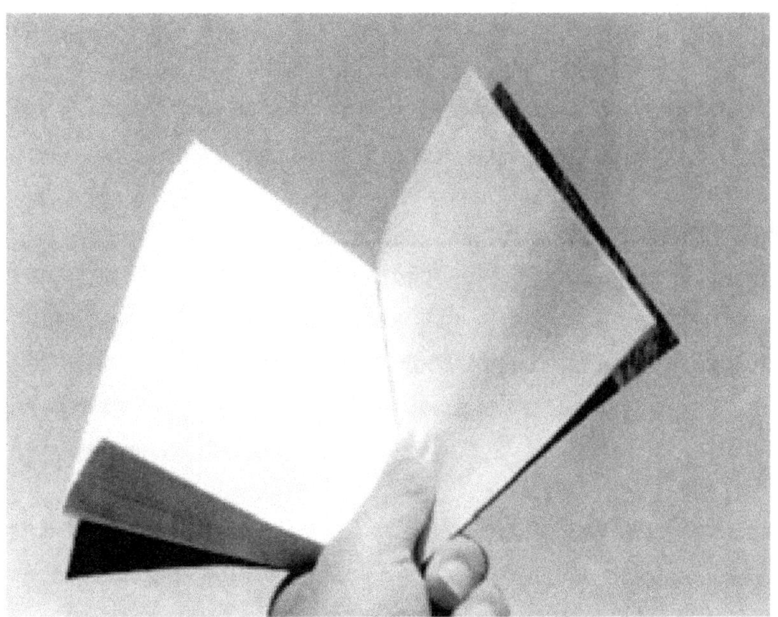

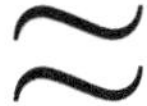

Ich werde oft gefragt, warum ich den Leuten in meinen Seminaren nicht einen ganzen Stapel Skripts gebe. Nun, es gibt dafür einen guten Grund.

Nicht das Skript ist effektiv.

Hypnotiseure sind effektiv.

Das ist wie mit den Papierschnipseln, die wir am Ende unserer Seminare austeilen. Niemand wird von einem Zertifikat hypnotisiert. Ein Hypnotiseur hypnotisiert.

Ich denke, Skripte sind in Ordnung, um sich Anregungen zu holen. Wenn Sie jedoch eine Bühnenpräsentation vorführen, werden Sie mit Skripten schon Probleme haben, wenn Sie nachdenken müssen, was als Nächstes im Skript steht. Ihre Absicht ist dann auf das Skript fokussiert und nicht auf den Probanden oder die Hypnose.

Wenn Sie meinen, dass ein Skript Ihnen helfen kann, Ihr eigenes Skript zu formulieren, dann achten Sie bei der Lektüre auf die Absicht hinter dem Skript. Bekommen Sie dafür ein Gefühl, auf welches Ziel es ausgerichtet ist. Der Urheber des Skriptes fand es wahrscheinlich sehr hilfreich und nützlich für sich und die Situation, für die es geschrieben wurde, nur muss dies nicht auch Ihrer Situation entsprechen. Die Mehrheit der Skripte wurden einfach nur runtergeschrieben ohne eine Absicht dahinter und leider auch oft ohne praktische Erfahrung, was sie so nützlich macht wie eine Teekanne aus Schokolade.

Ich muss immer lächeln, wenn ich lese, dass ein Skript für eine bestimmte Situation und Klient helfen kann. Wenn irgendjemand davon profitiert, dass Skripte gekauft und gelesen werden, dann der Autor des Skripts, nicht der Hypnotiseur, der es liest oder der Klient. In der Praxis erinnern sich nur die Wenigsten genau an ein Skript und ich habe schon viele Leute erlebt, die die Skripte ihren Probanden einfach vorgelesen haben bei Kursen und Seminaren, die ich besucht habe. Leider habe ich bei diesen Veranstaltungen sehr wenig Hypnose gesehen.

Vermutlich würden diese Leute ihre Probanden genauso häufig in Hypnose versetzen, wenn sie ihre Probanden mit dem Skript schlagen würden, anstatt es ihnen Wort für Wort vorzulesen.

Ihre Stimme klingt nicht natürlich, wenn Sie lesen, es sei denn, Sie sind ein wirklich guter Schauspieler. Aber auch hier gilt: Gute Schauspieler lesen nicht ab. Sie rezitieren und interpretieren. Das Rascheln des Papiers hilft bei einer Hypnose auch nicht. Der Geist mag ja das Äquivalent eines intelligenten neunjährigen Kindes sein, aber er ist nicht dumm, erkennt Inkompetenz und wird sich vielleicht wundern, warum Sie das ganze Papier brauchen. Denken Sie daran, dass das Unterbewusstsein eines Klienten voll und ganz auf den Hypnotiseur konzentriert ist, also auf Sie und alles, was Sie machen. Jedes Zögern oder jeder Zweifel wird sofort registriert und hat in etwa die gleiche Wirkung, als wenn Sie offen sagen würden: „Vertrauen Sie mir nicht."

Ich habe absolut nichts gegen Leute, die vor einer Sitzung noch ein Skript zur Inspiration lesen, aber bitte packen Sie das Skript vor der Hypnose weg und seien Sie ein Hypnotiseur und kein Skriptnotiseur.

Aus diesem Grund habe ich in diesem Buch nur ein paar Sätze dazu aufgeführt. Diese sollten allerdings – mit Ausnahme des Rücknahme-Skripts – eher als Grundlage betrachtet werden. Auch wenn ich Ihnen keine wortwörtlichen Vorgaben gebe, können Sie diese Grundlagen bei vielen Techniken einsetzen.

Dies scheint mir der beste Weg zu sein, Ihre Kreativität zu stimulieren und meiner Meinung nach ist es genau diese Kreativität, die den Unterschied zwischen einem verdammt guten Hypnotiseur und jemandem, der mit Menschen spricht, darstellt.

HYPNOTISCHER ODER SIEBTER SINN

Es gibt Menschen, die in jeder Situation die richtigen Worte finden. Jeder kennt solche Leute. Vielleicht ist es ein Kollege, ein Freund, jemand, den man an einer Bar getroffen hat, ein Lehrer, Ihr Chef oder jemand aus der Familie.

Es handelt sich um Menschen, deren Ratschlag immer den Kern der Sache trifft, auch wenn man jenen nur manchmal annimmt und in die Tat umsetzt.

Das sind auch die Menschen, zu denen sich andere Menschen in Zeiten des Unglücks hingezogen fühlen. Die Menschen, die als Antwort auf die Frage „Wie geht es Ihnen?" direkt ganze Lebensgeschichten ohne irgendwelche Auslassungen unterbreitet bekommen.

Es handelt sich außerdem um die Menschen, die sich alles anhören, ohne zu urteilen und doch instinktiv spüren, was genau richtig und produktiv für alle Beteiligten ist.

Oft sind es auch die Menschen, die sich generell von Kunst und speziell auch vom Thema der Hypnose angesprochen fühlen, weil auch das sich richtig anfühlt.

Diese intuitive und angeborene Fähigkeit wird oft als der sechste Sinn bezeichnet, den scheinbar nur ein Teil der Menschheit besitzt. Ich denke, dass dies nicht stimmt. Es ist vielmehr so, dass jeder einen sechsten Sinn hat, es aber manche Menschen gibt, die auch noch einen Siebten haben.

Meiner Meinung nach ist das Wissen, was wir mit einem hypnotisierten Klienten genau machen müssen und welche Herangehensweisen und Techniken die richtigen sind, auch ein „Sinn". Ich denke, dass jeder das Potenzial dafür in sich hat und dass dies ganz natürlich ist.

Doch, wie so viele andere angeborenen Fähigkeiten werden diese im Laufe der Kindheit pädagogisch und sozial in den Hintergrund gedrängt und unsere Fantasie kastriert.

Viele natürliche Fähigkeiten werden von sozialen Glaubensmustern unterdrückt. Zum Glück müssen wir uns nur wieder auf diese einstimmen und das entsprechende Glaubensmuster ändern. Wir müssen wieder damit anfangen, unserer inneren Stimme zuzuhören, zu vertrauen und zu folgen. Idealerweise erlauben wir einfach unseren Instinkten die Kontrolle zu übernehmen und schütteln all die erlernten Beschränkungen ab.

Um dies zu erreichen, lassen Sie uns unseren siebten oder hypnotischen Sinn nutzen. Vielleicht bin ich dabei zu poetisch, aber ich glaube fest, dass es diesen weiteren Sinn *gibt* und dass die wirklich guten Hypnotiseure alle diesen Sinn bei sich gefördert und entwikkelt haben. Die effektivsten Hypnotiseure arbeiten eher instinktiv, als dass sie zunächst lange logisch eine Sitzung planen würden. Sie arbeiten also durch ihre Sinne als durch ihre Sätze.

Jeder unserer Sinne ist leicht zu fördern, indem wir sie benutzen, indem wir uns unserer Sinne bewusst werden und indem wir ihnen so weit vertrauen lernen, dass wir sie wieder ignorieren können.

Der hypnotische Sinn sagt Ihnen, wann eine Hypnose erreicht ist. Er sagt Ihnen, wann Sie beginnen und wann Sie aufhören sollen. Es handelt sich außerdem um den Sinn, der Ihnen verrät, wie die Realität des Klienten gerade aussieht, wenn äußerlich nicht viel zu beobachten ist. Vertrauen Sie ihm.

Lassen Sie zu, dass er sie mitnimmt in den Moment und auch in die Realität Ihres Klienten. Sie werden genau wissen, was und wo das ist. Versuchen Sie nicht dies zu intellektualisieren. Sie können genauso gut versuchen Sinn und Logik im Sex zu suchen – es handelt sich bestenfalls um ein übel riechendes und allzu physisches Streben, wenn Sie sich jedoch einfach darauf einlassen, macht es Spaß.

Der Kommunikationskanal, den die Hypnose darstellt, läuft in zwei Richtungen und Sie können ohne Probleme in sich hineinhorchen und sich in die innere Kommunikation Ihrer Klienten einklinken. Nennen Sie es Instinkt. Nennen Sie es Mutmaßungen. Nennen Sie es Hellsicht. Nennen Sie es Telepathie. Nennen Sie es „Thalmische Kommunikation". Nennen Sie es Fred, das ist ein Name, der genauso gut ist wie jeder andere.

Es spielt keine Rolle, es geschieht einfach. Die Tatsache, dass es keine genaue Bezeichnung oder eine wissenschaftliche Erklärung hierfür gibt, ändert nichts daran, dass es funktioniert; Sie selbst können dies allerdings verhindern, indem Sie zu sehr danach suchen. Dieser Sinn funktioniert nicht in einer logischen Art und Weise und Sie werden ihm niemals ganz auf die Schliche kommen, also lassen Sie es und stimmen Sie sich einfach darauf ein.

Dies ist eines der Dinge, die Sie leider niemals durch ein Buch, eine DVD oder ein Audioprogramm lernen können. Sie müssen es einfach erfahren und diese Erfahrung macht den Unterschied. Lassen Sie sich nicht davon abhalten, zu experimentieren. Es handelt sich wirklich um etwas ganz Natürliches, das auch Sie in sich haben.

ANGLEICHUNG

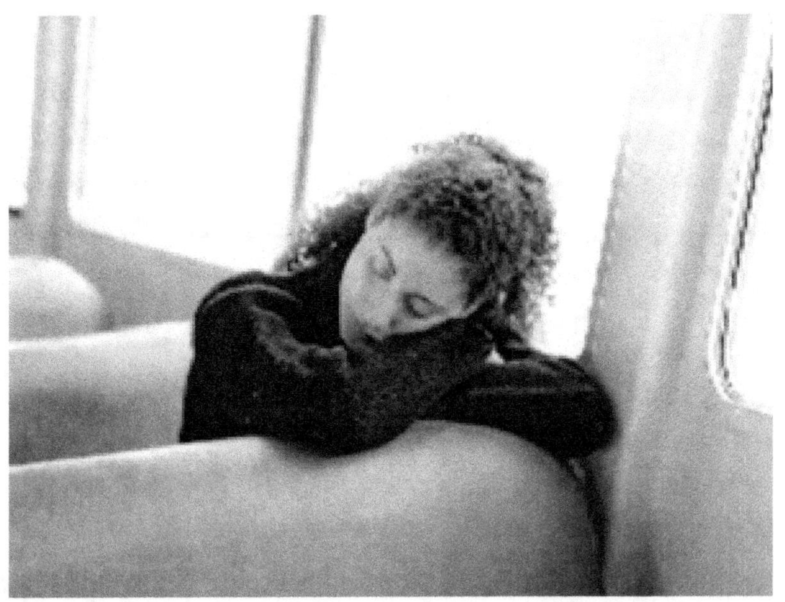

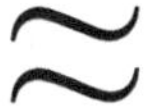

Wie auch mit allem anderen in diesem Buch ist das Folgende mein Verständnis von Angleichung. Es handelt sich nicht um eine feste Regel. Sie können, wie auch viele andere Dinge, dies völlig falsch machen und trotzdem Hypnose erreichen. Wenn Sie dies hier allerdings richtig machen, wir es die Genauigkeit Ihrer Induktion stark verbessern und auch Ihre Erfolgsrate erhöhen.

In endlosen Büchern wurde bereits darüber geschrieben, wie man Rapport aufbaut und sich an andere Menschen angleicht. Ich habe hier schon gesagt, dass viele dieser Techniken nur in der Theorie erfolgreich sind oder nur dann, wenn diese Angleichung ohnehin geschehen würde oder auch in einem Seminarraum voller Leute, die alle wissen, worum es geht und entsprechende Ergebnisse erwarten. Auch ein charismatischer Darsteller hat den Ehrfurchts-Rapport auf seiner Seite.

Vor Kurzem habe ich ein Buch gelesen, eines von den Abertausenden, die alle diesen Müll vertreten, dass jeder Mensch ein Sprachmuster besitzt, das zeigt, wie dieser denkt und welchen Fokus er hat. Eine visuelle Person müsste demnach eine visuelle Sprache nutzen, wie „sehen" und „Sicht" und mit diesen Wörtern ihre ganze Sprache würzen.

Ein auditiver Mensch würde entsprechend Wörter „hören", eine Kinästhetischer „fühlen", was Sie zu sagen haben.

Das ist alles ganz großartig, bis Sie einem Menschen begegnen, der sagt: „Wissen Sie, es fühlt sich richtig gut an, so, wie ich das sehe. Das klingt, als hätten Sie einen guten Geschmack." Das bringt Ihre

Kalibrierung, ganz ohne Mühe, völlig aus dem Konzept. Vielleicht treffen Sie auch auf eine Person, die außer „Ja" und „Nein" kaum etwas von sich gibt und schon können Sie dieses „Angleichungswerkzeug" nicht mehr nutzen.

Ich verstehe die Angleichung nicht als eine Technik, um sich an die dominanten Muster eines anderen Menschen anzupassen, sondern als etwas sehr viel Aufschlussreicheres und etwas, mit dem man die Geschwindigkeit eines Probanden erkennen kann. Jeder Mensch arbeitet in verschiedenen Stadien in verschiedenen Geschwindigkeiten. Wenn Sie schon einmal eine Hypnose-Show gesehen haben, werden Sie zweifellos bemerkt haben, dass die Bühne anfangs voller Freiwilliger ist, von denen am Ende nur noch eine Handvoll übrig ist. Der Hauptfaktor hierfür ist Geschwindigkeit und nichts anderes.

Der Bühnendarsteller hat keine Zeit sich ausgiebig damit auseinanderzusetzen, wie schnell oder langsam seine Probanden auf Suggestionen reagieren. Wenn dieser Schausteller sein Publikum nicht zunächst 40 Minuten langweilen möchte, bevor er die erste Routine zeigt und danach noch dazu bereit ist, seine Geschwindigkeit zu drosseln, wird er immer nur mit denjenigen Freiwilligen arbeiten, die zum Zeitpunkt der Show wirklich schnelle Reaktionen zeigen.

Es hat *nichts* damit zu tun, wie suggestibel jemand ist, sondern *alles* damit zu tun, wie schnell jemand intern arbeitet.

Dieses Angleichen hilft dabei, die Hypnose aufrechtzuerhalten und zu handhaben. Langsame Bühnenhypnotiseure werden vermutlich mehr Freiwillige in Hypnose versetzen, aber sie werden auch mehr dieser Freiwilligen während der Show verlieren, da eine Show kontinuierlich an Geschwindigkeit zunehmen muss, um nicht langweilig zu werden. Schnellere Hypnotiseure haben vielleicht von Anfang an weniger Freiwillige, aber diese werden meist auch noch zu der

Zeit dort sein, wenn die Show beendet wird, weil weniger an der Geschwindigkeit der Suggestionen geändert werden musste.

Wenn die Mehrheit der Menschen auf der Bühne mit der schnellsten Geschwindigkeit, die man sich vorstellen kann, arbeitet, werden diese weder schneller noch langsamer werden, sondern eine gleichmäßige Geschwindigkeit halten.

Die Vorteile in einer Einzel- oder auch in einer Gruppensitzung, in der die Situation sehr viel vertraulicher ist als auf einer Angst einflößenden Comedy-Bühne sind natürlich, dass Sie sich hier auf die Geschwindigkeit Ihrer Klienten zunächst einstellen können, bevor Sie den Vorgang beschleunigen und somit die Geschwindigkeit vorgeben, der Ihre Klienten folgen. Es ist schwer, dies zu erklären, ohne es zeigen zu können, aber versuchen Sie einmal Folgendes: Suchen Sie sich auf einer Party, im Büro, in einem Geschäft oder wo auch immer einen Menschen aus, der sich auf der von Ihnen aus gegenüberliegenden Seite des Raumes befindet und konzentrieren Sie sich auf dessen Atemrhythmus. Starren Sie dabei möglichst nicht, auch wenn Ihnen der Rücken zugewendet wird – ein Starren wird diese Person spüren und sich umdrehen – wenn Sie mir das nicht glauben, probieren Sie es aus.

Wenn Sie nun merken, dass die von Ihnen ausgesuchte Person langsam und tief atmet, dann nähern Sie sich ihr und stellen sich vor. Nutzen Sie ruhig den alten „Kenne ich Sie nicht irgendwo her?"-Trick. Sie werden feststellen, dass das ganze Verhalten dieser Person dem Atemrhythmus entspricht. Die Geschwindigkeit, in der ein Mensch schwingt, spiegelt sich in ihrem ganzen Körper wieder. Eine langsame Person wird sogar einen langsameren Augenschlag haben. Eine schnelle Person wird dagegen schneller und öfter blinzeln.

In einer Sitzung kann man die Geschwindigkeit einer Person ganz leicht erkennen. Wenn Sie schon persönlich mit Ihrem Klienten gesprochen, oder mit diesem telefoniert haben, wissen Sie schon ganz gut, welche Geschwindigkeit dieser hat. Wenn Sie sich dann zur Sitzung treffen, können Sie seine Geschwindigkeit noch besser einschätzen. Langsame Menschen reden leise und langsam, sie werden öfters Pausen einlegen und über das Gesprochene reflektieren, bevor sie eine Antwort geben. Diese Menschen werden Ihre Hand zur Begrüßung eher drücken, als schütteln.

Schnelle Menschen haben Ihnen bereits ihre Lebensgeschichte erzählt, bevor sie sich gesetzt haben und Ihnen die Schulter ausgerenkt, um zu zeigen, wie froh sie sind, Sie zu sehen. Der durchschnittliche Mensch liegt irgendwo in der Mitte davon. Ich habe allerdings die Erfahrung gemacht, dass durchschnittlich nicht „normal" heißt und dass Menschen entweder das Eine oder das Andere sind. Es gibt viele Schildkröten und ebenso viele Hasen, aber nur sehr wenige „Schildkrötenhasen".

Bei Hypnosesitzungen gibt es in der Regel sehr viel mehr Hasen. Menschen scheinen ihre Geschwindigkeit als eine Art Verteidigungsmechanismus zu beschleunigen. Es macht keinen Sinn, langsam zu sein, wenn man suggerierten Geschossen ausweichen können möchte. Also ist diese schnellere Denk- und Verhaltensweise eine Angstreaktion. Diese gute, alte Kampf-oder-Flucht-Reaktion verursacht jedoch offensichtlich Stress. Aus diesem Grund und aufgrund der Tatsache, dass sehr viele Menschen noch immer Angst vor einem Hypnotiseur haben, sind Schnellinduktionen im Allgemeinen erfolgreicher als die langsameren Varianten.

Wie ich bereits im Kapitel Rapport erklärt habe, mögen Menschen andere Menschen, die wiederum sie mögen und aus diesem Grund werden sie eher eine Verbindung zu Personen aufbauen, die sie mögen oder respektieren. Dies kann man auch auf die Geschwindigkeit übertragen, zu der sie sich hingezogen fühlen. Showhypnotiseure zeigen, dass langsamere Menschen auf schnell ausgerichtete Induktionen nicht reagieren. Und die Misserfolgsquote von jenen, die die progressiven und langsamen Entspannungsmethoden gelernt haben, zeigen, dass schnelle Menschen nicht auf diese langsame Herangehensweise reagieren. Aus diesem Grund muss der langsame Entspannungstherapeut zunächst die Hürde überwinden, die Angst vor der Hypnose zu eliminieren, bevor er überhaupt arbeiten kann. Ein Hypnotiseur mit schnellen Techniken wird lediglich die Angst und somit die schnellere Geschwindigkeit des Probanden nutzen, um diesen schnell in Hypnose zu versetzen und wird danach in der Lage sein, die Geschwindigkeit zu reduzieren, um auch langsameren Klienten gerecht zu werden.

Also ist alles, was Sie zunächst machen müssen, Ihre Klienten an eine Geschwindigkeit anzupassen.

Wenn Ihr Proband langsam ist, dann arbeiten Sie langsam auf die Induktion zu, wenn er schnell ist, führen Sie die Induktion einfach durch. Mit langsam meine ich hier allerdings, dass Sie sich ein paar Minuten Zeit nehmen anstatt nur ein paar Sekunden.

Während Ihrer Induktion sollten Sie bei einer langsamen Person den Prozess noch etwas verlangsamen, bei einer schnellen Person hingegen beschleunigen. Halten Sie Ausschau nach massiven Veränderungen. Manchmal verpassen wir das Einsetzen tiefer Atmung, weil wir auf schnelle Augenbewegungen (REM) warten.

Diese Veränderungen sollten Sie als Zeichen nehmen, dass Sie weitermachen können, egal, ob es sich um einen tiefen Atemzug, Schlucken, Beginn oder Ende der REM-Bewegungen der Augen, Muskelanspannung bzw. -entspannung, oder sogar ein Lächeln handelt.

Nutzen Sie diese Veränderungen in der Geschwindigkeit dazu, Ihrem Klienten zu sagen, wie gut er ist. Hierzu können Sie die Worte

Ericksons nutzen: „So ist es richtig". Wenn irgendetwas sich verändert, sagen Sie einfach: „So ist es richtig."

Das Bemerkenswerte an dieser Angleichung ist, dass je öfter der Proband in diesen Zustand hinein und wieder herausgebracht wird, desto besser und leichter wird die Kommunikation und die Geschwindigkeit beschleunigt sich für Sie beide.

Meiner Erfahrung nach ist es wichtig, dass die Geschwindigkeit sich erhöht. Wie bereits gesagt, sind manche Menschen zunächst langsam, werden dann aber schneller, hingegen werden schnelle Menschen nicht langsamer. Je vertrauter man mit dem Zustand der Hypnose ist, desto schneller wird die Geschwindigkeit sein. Das ist vergleichbar mit Fahrradfahren: Zunächst ist alles sehr wackelig und man kämpft sich mit drei Kilometer pro Stunde vorwärts, später fährt man ohne Probleme 30 km/h. Aus einem unsicheren Tapsen im Kindergarten wird ein elegantes Rennen über den Schulsportplatz.

Wenn wir uns an etwas gewöhnt haben, werden wir schneller. Wenn wir mehr Selbstvertrauen und Kompetenz haben, werden wir schneller. Sogar die langsamste Person wird letztendlich so schnell sein, wie jemand der von vornherein schnell ist, nachdem jene die Hypnose ein paar Minuten erfahren hat. Sie werden Ihre Klienten immer leichter und schneller in Hypnose versetzen können. Die Reaktionen auf die Suggestionen werden sich immer schneller einstellen und dadurch werden Ihre Hypnotisanden auch schneller beeinflussbar sein. Je öfter Ihre Klienten in Hypnose versetzt werden, umso besser werden sie darin, hypnotisiert zu sein und umso kürzer wird deren Reaktionszeit.

Es ist wichtig, dass Sie dies erkennen und verstehen, denn je besser Ihre Probanden werden, umso schneller müssen auch Sie arbeiten. Wenn Sie sich nicht der Beschleunigung Ihrer Klienten anpassen, werden Sie diese oft verlieren, weil sie nicht auf Sie warten wollen.

Ich denke, diese Geschwindigkeitsaufnahme hat zu dem Mythos geführt, dass hypnotisierte Personen jederzeit die Hypnose verlassen können, wenn sie dies wünschen. Ich selbst habe dies noch nicht bei meinen Klienten erlebt, aber durchaus bei Versuchen beobachtet, dass, wenn ich meine Geschwindigkeit nicht an die meines Probanden angleiche, dies eine Verwirrung auslöst, die wiederum bewirkt, dass das Bewusstsein wieder die Kontrolle übernimmt und sich die Hypnose somit auflöst.

UMGANG MIT DER HYPNOSE

Wenn Sie die Hypnose etabliert haben, kommt danach der wichtigste Teil des Prozesses ins Spiel: die Hypnose aufrechtzuerhalten und damit umzugehen.

Die meiste Zeit über werden Sie keine Probleme damit haben, Ihre Klienten in Hypnose zu halten, wenn Ihre Abläufe stimmen und Sie schnell arbeiten. Doch Sie sind ein Mensch und das bedeutet, dass Sie die Dinge so handhaben können und müssen, wie Sie diese benötigen.

Emotionale Zustände und Stimmungen verändern sich kontinuierlich. Wenn Sie als Hypnotiseur nicht darauf aufpassen, könnte das zu dem alten Missverständnis führen, dass Ihre Probanden jederzeit die Augen öffnen und gehen können. Das ist falsch, weil hier davon ausgegangen wird, dass der **hypnotisierte Proband** die Wahl und nicht dass, der Hypnotiseur nicht richtig aufgepasst hat und somit der Zustand der Hypnose nicht aufrechterhalten wurde.

Meiner Meinung nach hat genau das zu diesem Mythos geführt, **dass der Hypnotiseur nicht die volle Kontrolle über die Situation hat**. Wird der Fokus entfernt wird oder ist dieser nicht mehr klar erkennbar, wird der Geist abdriften und überlegen – und ich meine wirklich überlegen – er wird überlegen, was zur Hölle gerade geschieht.

Wenn der Hypnotiseur also nicht ständig den Fokus auf die hypnotische Verbindung stärkt und die Hypnose nicht weiter feineinstellt und auffrischt, wird sich alles wieder automatisch auf die Ausgangssituation zurück entwickeln.

Der Geist ist wie ein Gummiband und kann in verschiedene Richtungen gedehnt werden, aber wenn man das Gummiband loslässt, schnappt es wieder in seinen ursprünglichen, statischen Zustand zurück. Ebenso kann das Unterbewusstsein in einen hypnotischen Zustand gedehnt werden, aber es wird dort nicht ewig bleiben.

Wenn der Hypnotiseur nicht erlaubt, dass die Kontrolle wieder auf den Klienten zurückfällt, bleibt die Situation allein in seinen Händen und das Gummiband bleibt gedehnt und kann geformt werden.

Mit der Hypnose umzugehen ist ganz einfach. Weben Sie ständig Erinnerungen an das Unterbewusstsein ein, was genau von ihm erwartet wird, was Ihre Absichten sind und überprüfen Sie regelmäßig, ob Ihre Suggestionen angenommen werden.

Am einfachsten gelingt Ihnen dies, indem Sie eingangs eine Suggestion geben, die die ganze Sitzung hindurch ausgeführt werden soll. Lassen Sie z. B. eine Hand schweben und achten Sie darauf, ob sich diese irgendwann absenkt. Wenn die Hand ihre Position verlässt, geben Sie eine Suggestion, dass sie wieder in die ursprüngliche Höhe zurückkehrt.

Geben Sie ihren Hypnotisanden ein bestimmtes Wort, das sie jedes Mal zum Lächeln bringen soll, wenn Sie es aussprechen. Nehmen Sie hierzu ein ungewöhnliches Wort. Ich nutze das Wort Cherokee, wie einer meiner Lehrer. In den USA mag das vielleicht ein gebräuchliches Wort sein, aber es gibt nicht viele Cherokee an der englischen Riviera in Devon, also denke ich, dass dieses Wort gut nutzbar ist. Es versteht sich von allein, dass Sie nun nur noch das Wort Cherokee immer mal wieder erwähnen müssen und dabei die Reaktion Ihres Probanden beobachten sollten. Wenn Sie Ihrem Probanden noch zusätzlich suggerieren, dass dieses Wort gleichzeitig den Zustand der Hypnose vertieft und intensiviert, ist dieses Wort doppelt wertvoll.

Am wirklich Einfachsten, um die Hypnose aufrechtzuerhalten, ist es, die eigentliche Hypnose so kurz wie möglich zu halten. Ihre Klienten müssen bei einer Stunde Sitzungszeit nicht 50 Minuten am Stück in Hypnose sein. Es ist meist sehr viel produktiver, wenn Sie Ihre Klienten vier Mal sechs oder sieben Minuten lang in Hypnose versetzen.

Jede erneute Induktion wird die hypnotische Verbindung verfeinern und intensivieren.

Wenn Sie so arbeiten, bedeutet das außerdem, dass Sie selbst sich nicht länger als normal konzentrieren müssen. Ich habe niemals verstanden, warum ein Hypnotiseur eine bessere Konzentration haben muss als eine durchschnittliche Person. Ich habe dies jedenfalls nicht. Denken Sie daran: Sie sind auch nur ein Mensch.

Diese kurzen Unterbrechungen wird Sie auch darauf aufmerksam machen, ob irgendetwas Unvorhergesehenes bei Ihrem Probanden auftritt, wie etwa eingeschlafene Körperteile oder ein sich anbahnender Toilettengang. Sie können so auch den Erfolg Ihrer bisher gegebenen Suggestionen testen.

Dies bringt mich dann auch ganz automatisch zum nächsten Kapitel dieses Buches, in dem Sie sehen werden dass, obwohl ich von „ein paar Minuten Hypnose" sprach, wir bei unseren Klienten in Wirklichkeit die Hypnose aber nie zurücknehmen.

WACHHYPNOSE

Es wäre die absolute Wahrheit zu behaupten, dass jede Hypnose eine Wachhypnose ist. Hypnose ist kein Schlaf.

Unter Wachhypnose wird jedoch die Art der Hypnose verstanden, bei der der Proband die Augen offen hat, seine kognitiven Fähigkeiten anscheinend normal sind und Fragen so beantwortet werden, als wäre nichts anders als im ganz normalen Alltagszustand. Zur gleichen Zeit klebt der kleine Finger des Hypnotisanden aber unlösbar in dessen rechtem Ohr und er kann sich nicht an seinen Namen erinnern.

Jeder Bühnenhypnotiseur wird Ihnen erklären, dass dies die ganz normale Wirkweise von Hypnose ist. Das Schlafen, die Entspannung und das Kopfnicken sind alles nur Teile der Show, aber nicht der Hypnose. Unter Wachhypnose versteht man die Akzeptanz von Suggestionen ohne einen offensichtlichen Trance-Zustand. Das geschieht auch immer, wenn wir natürlicherweise Suggestionen annehmen. Wir sind dabei hellwach.

„Hier die Straße runter, dann rechts, am Fußballfeld vorbei bis zum Dirty Duck Pub, dann wieder rechts und Sie sind da."

Das ist keine Suggestion, sondern eine Wegbeschreibung, aber wenn die Person genau an den Ort möchte, dessen Weg ich gerade beschrieben habe, wird sie diesen Anweisungen folgen. Vielleicht wird sich diese Person aber auch für ein anderes Restaurant entscheiden. Wachhypnose arbeitet anders: Eine Wahl ist hier nicht möglich ist.

Das nun Folgende hat bei mir schon immer funktioniert, und zwar nur mit der Vorbereitung, dass bekannt war, dass ich ein Hypnotiseur bin, meine Absicht aktiv war und mir somit geglaubt wurde. Machen Sie dies zu einem völlig unangebrachten Zeitpunkt wäh-

151

rend eines Gesprächs. NLP-Anwender nennen dies eine Musterunterbrechung (Pattern Interrupt), ich nenne es Suggestion, denn so wurde es bereits vor der Einführung von NLP genannt. Ein neuer Name ändert nichts am Vorgang selbst.

Also suchen Sie sich eine Person aus und sagen Sie lässig aber bestimmt:

„Haben Sie schon bemerkt, dass Sie Ihre Hand nicht auf Ihr Knie legen können? Scheinbar gibt es dort eine Art Kraftfeld, die verhindert, dass Sie dies können. Ist das nicht interessant?"

Das ist eine Suggestion, und wenn das Unterbewusstsein der Zielperson diese Erfahrung machen möchte, wird die Suggestion, egal, was das Bewusstsein darüber denkt oder ob die Person „hypnotisiert" wurde oder nicht, ausgeführt.

Ich kann es nicht genug betonen: Der Unterschied zwischen diesen beiden Szenarien liegt darin, dass beim ersten Beispiel das Bewusstsein diesen Weg gehen wollte. Bei der Wegbeschreibung gab es eine Wahlmöglichkeit, das Bewusstsein hatte eine Wahl. Im zweiten Beispiel gab es vorwiegend Akzeptanz und nach der Annahme hatte das Bewusstsein keinerlei Möglichkeiten einer Wahl übrig. Wenn das Bewusstsein eine Wahl hat, wurde keine Hypnose erreicht.

Wenn eine Suggestion ganz natürlich in unserem Alltag angenommen wird, handelt es sich grundsätzlich um Wachhypnose. Wenn jemand Ihnen in einer Zeit, in der Ihr Unterbewusstsein dominant ist, sagt, dass sie, in welcher Weise auch immer, nicht gut sind, egal ob Sie als hässlich, unnütz, langweilig oder reine Platzverschwendung betitelt werden, und dies von Ihrem Unterbewusstsein angenommen und verarbeitet wird, handelt es sich um Wachhypnose. Also kann man sagen, dass jede Suggestion, die zu einem Zeitpunkt an jemanden gegeben wird, der sich offensichtlich nicht in einer hypnotischen Trance befindet, die aber akzeptiert wird, Wachhypnose genannt werden kann. Dies sollten Sie nicht mit NLP verwechseln, auch wenn dies in der Regel die einzige Situation darstellt, in der das, was ein Freund von mir Nervtötend Langatmige Pantomime nennt, tatsächlich wirkt, weil es Hypnose **ist**.

Wachhypnose funktioniert, weil die Absicht dahinter steht, dem Unterbewusstsein zur Dominanz zu verhelfen **oder** um sich die Tatsache, dass dies so ist, zunutze zu machen. **Bei der Hypnose ist die Absicht des Hypnotiseurs das A und O.**

DIE VITALISIERUNG -
SICHERES RÜCKNAHME-SKRIPT

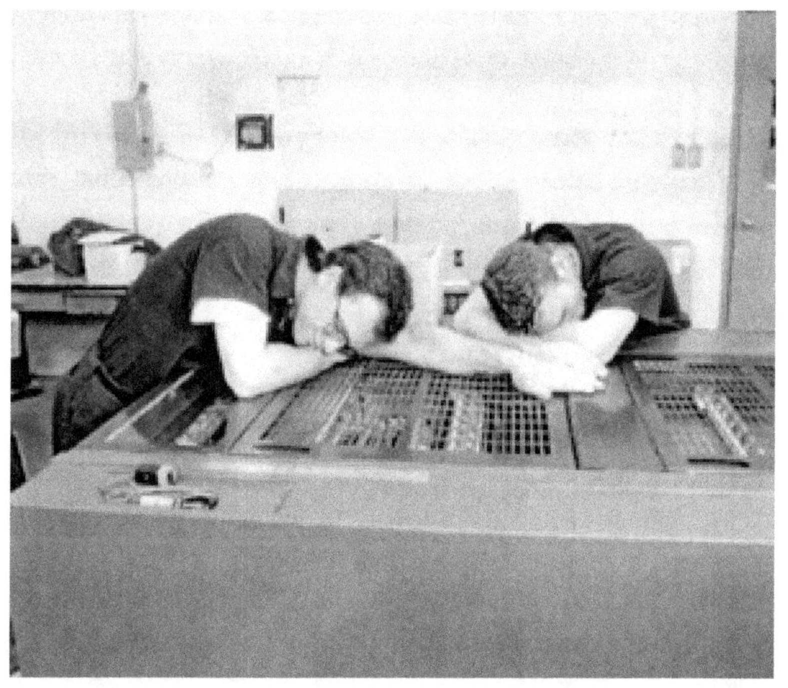

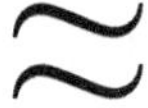

Eine der wichtigsten Vorgänge in einer ritualisierten Hypnose Sitzung ist, dass sowohl der Hypnotiseur als auch der Proband genau wissen, wann diese beendet ist.

Das mag durchaus offensichtlich erscheinen, ist es aber oft nicht. Sie könnten natürlich, nachdem Sie ein oder zwei Suggestionen gegeben haben, die Ihren Probanden sich wach und normal fühlen lassen, sagen: „Eins, zwei, alles zurück auf den Normalzustand." Ich bin jedoch ein praktisch veranlagter und auch professioneller Mensch und denke, dass bei der Rücknahme ein oder zwei Dinge beachtet werden sollten.

Die erste Sache ist, dass der Hypnotisand absolut randvoll ist mit Suggestionen, Glaubensmustern und jeder Menge Müll, die er im Laufe seines Lebens gesammelt hat, über die Sie nichts wissen. Dies könnte auch beinhalten, dass Hypnose zu Kopfschmerzen, Pickeln, Beulenpest und Haarausfall führt.

Ihre Probanden werden nicht wissen, dass sie diese Ansichten mit sich herumschleppen und Sie wissen das auch nicht. Behandeln Sie die Hypnose also so, als würden Sie nachts nach Schließung aller Bars mit dem Auto fahren: Gehen Sie davon aus, dass jeder Straßenverkehrsteilnehmer betrunken ist – Sie selbst inbegriffen – und seien Sie besonders vorsichtig.

Ich bin schon lange der Meinung, dass alles, was meine Klienten daran hindert, sich einfach nur wundervoll zu fühlen, eliminiert werden sollte, bevor es überhaupt im Bewusstsein ankommt. Mit dieser Einstellung im Hinterkopf habe ich mich für folgende Rücknahme entschieden. Ich weiß nicht mehr, wo ich sie gefunden habe, aber ich kenne sie so gut, dass ich sie im Schlaf rezitieren könnte und entsprechend nutze ich diese Routine schon sehr lange ausschließlich.

Das wirklich Wichtige an einer erfolgreichen Hypnose-Sitzung und wahrscheinlich das *Wichtigste* überhaupt ist, dass Ihre Klienten aus der Hypnose mit einem wundervollen Gefühl entlassen werden. Es ist egal, wie gut, schlecht oder durchschnittlich die Sitzung war, wenn sich Ihre Klienten danach physisch und mental einfach wundervoll fühlen, wird das dazu beitragen, dass die ganze Sitzung im Kopf des Klienten als erfolgreich angesehen wird. Sehr oft kann auch genau das den Unterschied zwischen einem Erfolg und einem Fehlschlag ausmachen.

Ich halte vom Gebrauch von Skripten sonst absolut nichts, aber das folgende Skript nutze ich seit über 30 Jahren und es hat mich noch nie enttäuscht. Ich glaube, dass es für die Bühne entwickelt wurde, wie so viele andere wirklich produktive Hypnosetechniken. Zunächst werde ich Ihnen das Skript an die Hand geben und dieses dann noch einmal im Einzelnen durchgehen.

RÜCKNAHME-SKRIPT

„Gleich werde ich Sie wieder zu Ihrem vollen Bewusstsein zurückbringen. Ich werde dafür von eins bis fünf zählen und bei der Zahl fünf werden Sie Ihre Augen öffnen und sich ausstrecken, dabei werden Sie sich völlig erfrischt und lebendig fühlen. Sie werden sich fühlen als hätten Sie gerade acht Stunden geschlafen. Hypnose ist jedoch kein Schlaf, und wenn Sie zu Bett gehen, werden Sie besser schlafen als Sie dies in den letzten Jahren getan haben und zu einer angemessenen Zeit wieder aufwachen. Sie werden sich dann erfrischt und vitalisiert fühlen, genau so, wie Sie sich fühlen werden, wenn ich gleich bei der Nummer fünf angelangt bin.

Eins:
Jeder Nerv, jeder Muskel wird nun wieder vollkommen wach.

Zwei:
Spüren Sie, wie eine Woge voller Energie Ihren Körper durchflutet.

Drei:
Nehmen Sie nun einen tiefen Atemzug kühler, klarer Bergluft, die Ihre Lungen mit Energie spendendem Sauerstoff füllt, der durch jeder Ihrer Nerven, Muskeln und Fasern strömt.

Vier:
Sie spüren nun, wie Ihr Kopf, Ihre Brust und Ihr ganzer Körper mit klarem, kaltem Bergquellwasser durchspült wird. Ihr Magen und Ihre Brust sind frei. Ihr Kopf ist frei. Ihr Hals und Ihre Nase sind frei. Ihre Augen sind wach und leuchtend und …

(Klatschen Sie laut in die Hände) Fünf:
Sie sind wieder hellwach! Strecken Sie sich aus …“

Machen Sie aus jedem Wort eine direkte Anweisung. Heben Sie Ihre Stimme während Sie die Zahlen aussprechen und betonen Sie Worte wie „klar", „Energie spendend" und „leuchtend" besonders. Achten Sie darauf, dass Ihre Klienten auch wirklich tief durchatmen und sich später strecken.

Man könnte jetzt argumentieren, dass all das Obenstehende unnötig ist, denn wenn Sie jemanden wirklich hypnotisiert haben, reicht es, dass Sie Ihrem Hypnotisanden dazu anweisen, dass er nun seine Augen öffnen soll. Wir sprechen hier aber über ritualisierte Hypnose und das Ritual muss bis zum Schluss durchgespielt werden. Außerdem gibt diese Auflösung der Hypnose dem Hypnotisanden noch ein physisches Hochgefühl.

Hierbei ist die erhöhte Sauerstoffzufuhr besonders wichtig. Doch auch die Suggestionen bezüglich Energie funktionieren und ich hatte schon oft Klienten bei mir, die mir sagten, dass sie ein Kribbeln bis in ihre Finger und Zehen gespürt haben. Die erhöhte Sauerstoffzufuhr hat genau diesen Effekt, besonders dann, wenn man eine Weile in Hypnose war und sich kaum bewegt hat. Ein tiefer Atemzug gepaart mit Recken und Strecken von Armen und Beinen, führt zu einem Wohlgefühl. Probieren Sie es jetzt aus und Sie werden wissen, was ich meine.

Bei der Zahl Vier werden alle Nachwirkungen eliminiert und im gleichen Moment auch alle eventuell vorhandenen Überzeugungen in Bezug darauf, dass Hypnose Kopfschmerzen verursacht oder man sich danach irgendwie verstopft oder verschleimt fühlt.

Sie müssen diese Hypnoseauflösung natürlich nicht Wort für Wort übernehmen, aber es ist wichtig, dass Sie die generelle Botschaft des Wohlgefühls vermitteln und die Sauerstoffzufuhr erhöhen!

Ich klatsche immer in die Hände, während ich „hellwach" sage.

Dadurch erschrecken sich meine Klienten etwas, was wiederum dazu führt, dass Adrenalin ausgeschüttet wird, welches wiederum das hypnotische Hochgefühl unterstützt. Dieses Hochgefühl ist das Letzte, was von einer Hypnose erlebt wird und wird somit das Erste sein, das von Ihren Klienten erinnert wird und dementsprechend für Gesprächsstoff sorgt, wenn sie mit anderen darüber reden.

Nur, um dem Kuchen noch eine Kirsche aufzusetzen, lächle ich grundsätzlich und sitze aufrecht, damit das Erste, das meine Klienten nach der Rücknahme sehen, ein freundlicher, glücklicher und selbstbewusster Hypnotiseur ist.

Es hilft auch, wenn Sie sich mit Ihren Klienten gemeinsam strecken und tief Atmen. Das bringt Sie wieder aus dem Hypnotiseur-Modus und macht Sie zu der hellwachen und aufmerksamen Person, die Sie sein müssen.

Ich empfinde die Sitzungen immer als besonders gut, bei denen ich später selbst nicht mehr so ganz weiß, was alles geschehen ist. Ich schätze, das ist die hypnotische Verbindung.

Vielleicht versetzen wir uns auch selbst ein Stück weit in Hypnose. Ich denke, dass dies geschieht und auch geschehen sollte.

Also sollte die Auflösung auch Sie aufwecken und Ihnen das hypnotische Hochgefühl schenken.

Zu guter Letzt erinnern Sie sich bitte an das Sprichwort, dass schlechte Neuigkeiten schon zweimal um die Welt gegangen sind, bevor gute Neuigkeiten überhaupt erst die Schuhe anhaben.

Schicken Sie einen müden und schlaffen Klienten aus Ihrer Praxis und was meinen Sie, wie viele seiner Freunde Sie in Ihrer Praxis sehen werden?

Wenn Sie stattdessen einen glücklichen, energiegeladenen Klienten aus Ihrer Praxis entlassen, werden Sie Probleme haben, allen seiner Freunde Termine geben zu können.

HYPNOTISCHER SYMBOLISMUS

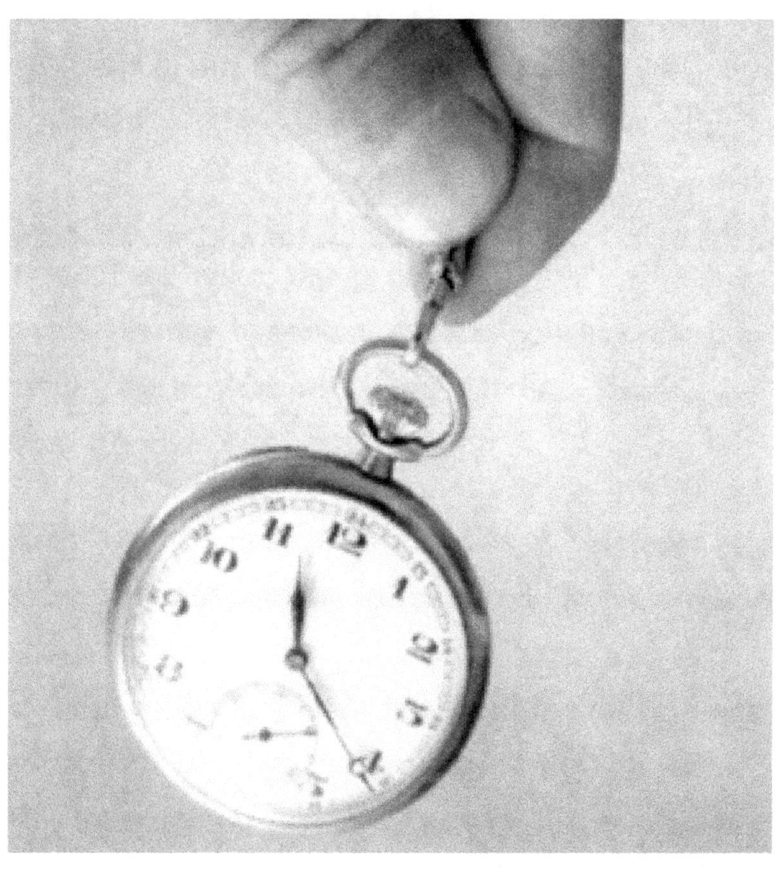

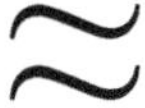

Hypnotischer Symbolismus hat meine Arbeitsweise völlig verändert. Ich nutze weiterhin direkte Suggestionen bei Raucherentwöhnungen und Ähnlichem, aber nicht jedes Problem ist so klar erkennbar. Oftmals wissen die Menschen, die zu mir kommen gar nicht, was genau nicht stimmt, doch es fühlt sich für mich falsch an, dass ich raten soll, was das Beste für meine Klienten ist, obwohl ich im Rätselraten gut bin.

Während meiner Arbeit an Chinosis, einem System, das energiebasiert arbeitet und ohne Entspannung oder Trance auskommt, dachte ich darüber nach, wie wir die Muster unseres Geistes nutzen. Wie wir Symbole nutzen. Symbole haben alles sehr vereinfacht und sind nun das, was ich für jedes Problem nutze.

Ich hatte schon immer eine sehr gute Erfolgsquote, aber hierdurch ist diese buchstäblich durch die Decke gegangen. Symbole helfen dabei, Dinge zu beschleunigen, zu vereinfachen und machen eine Sitzung sehr viel angenehmer für den Klienten, besonders dann, wenn es darum geht, bereits lange bestehende Themen zu bearbeiten. Was also ist hypnotischer Symbolismus?

Symbole sind die Sprache unseres Geistes. Das Unterbewusstsein denkt und kommuniziert in Mustern und Formen, in Eindrücken, Emotionen und Gefühlen. Unser Bewusstsein interpretiert diese und nutzt Wörter um die Muster zu beschreiben, entweder für sich selbst oder für eine andere Person. Hypnotischer Symbolismus nutzt die ursprünglichen Symbole und nicht die bereits interpretierten Wörter als direkte Kommunikation mit dem Fokus des Unterbewusstseins.

Wir sprechen mit uns selbst in Symbolen, oder, besser ausgedrückt, unser unlogischer Geist spricht so mit unserem logischen Gehirn. Keiner von beiden spricht die „Sprache" des Anderen, also halte ich es für wichtig, dass ein Hypnotiseur lernt, wie er zu beiden in der Sprache „spricht", die verstanden wird.

In der Vergangenheit wurden die Symbole bzw. die Visualisierungen, die während der Hypnose genutzt wurden, vom Hypnotiseur vorgegeben oder zumindest angeleitet. Beim hypnotischen Symbolismus wird der Hypnotisand aufgefordert zu nutzen, was bereits in ihm vorhanden ist, ohne dabei die Symbole bewusst analysieren oder kontrollieren zu wollen. So wird verhindert, dass die vorgefassten, bewussten Wahrnehmungen und Annahmen des Hypnotiseurs oder des Hypnotisanden diese beeinflussen.

Die genutzten Symbole beim hypnotischen Symbolismus sollten ausschließlich vom Klienten stammen und auch nur aus dessen Unterbewusstsein und nicht aus dem Bewusstsein. Der Hypnotiseur sollte hierbei besonders darauf achten, nicht die Führung zu übernehmen. Absolut nicht. Niemals. Normalerweise fordere ich meine Klienten auf, ihre Augen zu schließen, damit nichts im Raum das Symbol beeinflussen kann und das ist auch schon alles. Meist werden Symbole als visuell angesehen, doch es ist wichtig, dass der Hypnotiseur auch dies nicht erzwingt. Alles kann ein Symbol sein. Bilder, Gefühle, Gerüche, Töne oder auch nur die Reaktionen, die eine Emotion hervorgerufen hat. Schmetterlinge im Bauch sind dafür ein gutes Beispiel.

Hypnotischer Symbolismus ist individuell. Ich frage in meinen Seminaren immer drei oder vier Personen nach deren Symbolen für Kindheit. Nicht ein Symbol wird jemals sein wie ein anderes. Niemals. Unsere internen Symbole sind einzigartig und individuell. Mit dieser Technik braucht der Hypnotiseur nicht zu wissen, wie das jeweilige Symbol aussieht. Ich frage in einer Sitzung nicht nach dem

Symbol, wenn es mir aber doch erzählt wird, sage ich „Wirklich? Gut lassen Sie uns damit arbeiten …" Sie dürfen **auf keinen Fall** interpretieren. Sie dürfen **auf keinen Fall** davon ausgehen, dass Sie die Bedeutung eines Klecks grünen Schleims verstehen. Kurz: Sie dürfen auf keinen Fall, egal, wie intuitiv oder logisch es scheint, **das Symbol interpretieren**.

Meiner Meinung nach ist das auch das größte Problem bei kognitiven Therapien – es wird einem gesagt, was X heißt. Ein Beispiel hierzu: Ich hatte einmal einen Klienten, der an seinem Gewicht arbeiten wollte und mir sagte, dass sein Symbol ein Ballon sei. Logisch betrachtet scheint der Zusammenhang sehr klar: Ballon – rund – aufgeblasen. Er lächelte mich allerdings nur an, als ich ihn fragte, ob das hinkäme und sagte:

„Um Gottes willen, nein. Es handelt sich um Partys. Ich stopfe mich immer wieder auf Partys oder Weihnachten mit allem Möglichen voll."

Der Ballon war für „ihn", also für sein Unterbewusstsein ein Ort und eine Zeit, nicht eine physische Form, aber was wäre gewesen, wenn es noch etwas anderes bedeutet hätte? Das hätte niemand wissen können, oder? Jedenfalls nicht mit Sicherheit. Nur sein Unterbewusstsein wusste wirklich, um was es sich handelte.

Ich musste zugeben, dass ich da ganz schön hätte falsch liegen können, und er bestätigte mir dies. Wir sprachen zwar die gleiche Sprache, aber die Symbole hatten völlig unterschiedliche Bedeutungen. Ich bin der Meinung, dass ich nicht wirklich falsch liege, wenn ich sage, dass das der Grund ist, warum Therapien oftmals keinen Erfolg haben. Es fehlt einfach die Genauigkeit in der Kommunikation.

Wir alle wissen, dass oft Fehldiagnosen in der anerkannten medizinischen Welt gestellt werden. Ich musste dies leider schon am eigenen Leib erfahren, als meine neuromuskuläre Erkrankung als „Friedreich-Ataxie" diagnostiziert wurde, eine Krankheit, mit der man mit viel Glück das 40. Lebensjahr erreicht. Tatsächlich habe ich jedoch Morbus Charcott Marie Tooth, das zwar lästig ist, aber nicht zu einem verfrühten Ableben führt. Ich verbrachte ein paar sehr depressive Jahre, in denen ich nur darauf wartete, zu sterben, bis ich die korrekte Diagnose bekam. Das alles war nur das Ergebnis einer Falschinterpretation und dementsprechend einer Falschdiagnose. Ich hoffe nicht, dass so etwas noch einmal in meinem Umfeld geschieht, und hoffe auch, dass Sie davon verschont bleiben.

Also diagnostizieren, interpretieren oder gehen Sie nicht davon aus, dass wenn Ihr Klient scheinbar X hat, die Ursache dafür Y sein muss. Vielleicht liegen Sie in 80% der Fälle richtig, aber sie könnten ebenso auch überwiegend falsch liegen. Sie schulden es Ihren Klienten und auch sich selbst, Misserfolgen aus dem Weg zu gehen, weil Sie etwas falsch interpretiert haben. Vielleicht hilft Ihnen folgendes Bild dabei: Bei einem Auto wissen Sie, wie es funktioniert, wenn Sie einen Blick unter die Haube werfen, aber dadurch wissen Sie nicht, was im Handschuhfach verborgen ist – und das könnte sich als ebenso wichtig erweisen.

Aus diesem Grund mag ich den hypnotischen Symbolismus so: Er schließt von vorn herein alle Anwenderfehler aus.

Jedes Symbol ist abstrakt. Das werden Sie Ihren Klienten vielleicht am schwierigsten nahebringen können und auch für Sie ist es nicht leicht, dies wirklich zu verinnerlichen. Symbole sind immer subjektiv. Versuchen Sie erst gar nicht, einen Sinn in ein Symbol zu bringen.

Wenn Sie Angst vor Spinnen haben, wird Ihnen Ihr Geist vielleicht das Bild eines Fensters oder eines Blumentopfes geben genauso könnte es aber auch das Bild einer Narzisse oder eines Aufzugs sein.

Es ist absolut wichtig, dass Sie diese Bilder nicht bewusst erwarten, wie in diesem Beispiel eine Spinne oder ein Netz. Arbeiten Sie mit dem, WAS AUCH IMMER IHR UNTERBEWUSSTSEIN IHNEN ZUR VERFÜGUNG STELLT – GANZ EGAL, WAS ES IST.

Es ist wirklich sehr leicht, sich in das zu verstricken, von dem man denkt, dass es das Richtige für einen Klienten ist, anstatt diesem einfach zuzuhören. Einen Sinn aus dem Unterbewusstsein zu machen ist ein absolut undankbares Unterfangen, denn wenn das Unterbewusstsein logisch wäre, bräuchten wir den logischen Filter des Bewusstseins nicht und wir hätten keine Emotionen oder emotionales Durcheinander in uns. Das Leben wäre äußerst langweilig, völlig ohne jegliche Spannung, Nervenkitzel, Schönheit oder Bedeutung.

Ebenfalls leicht zu vergessen ist, dass wir Menschen die meiste Zeit mit Worten kommunizieren, das Unterbewusstsein aber ausschließlich Muster und Symbole nutzt. Wir SAGEN zum Beispiel „Katze" und unser Unterbewusstsein gibt uns als Symbol dafür das Bild eines kleinen, verspielten Fellknäuels oder auch das Bild einer halbtonnenschweren, gestreiften Fressmaschine, bei der „Mensch" ganz oben auf der Speisekarte steht, oder auch das Bild eines Rasiermessers.

Denken wir nur an die Symbolsprache, wenn ein Brite mit einem Amerikaner spricht. Beide sprechen englisch. Die Grundworte werden also verstanden, aber die feinen Unterschiede könnten verloren gehen, weil eine Version der Sprache Worte anders versteht oder in einer für die andere Seite unglücklichen Art und Weise einsetzt. Dies führt regelmäßig zu Verwirrung und Missverständnissen.

Während der Kommunikation mit unserer Umwelt ist meist unser Bewusstsein dominant. Es dient, wie bereits gesagt, als Filter und erlaubt den nützlichen Dingen, dass diese „eindringen" oder „herauskommen" dürfen und lehnt den Rest einfach ab. Es gibt jedoch auch Zeiten, in denen dieser Schutzfilter umgangen wird und das Unterbewusstsein direkt angesprochen werden kann, wie z. B. in der Hypnose.

Es handelt sich hierbei immer um eine direkte Kommunikation mit Ihrem Unterbewusstsein und genau deswegen ergibt diese bei der Anwendung einer logischen Analyse, absolut keinen Sinn. Um einen Sinn zu erkennen, müssten wir während der Analyse diese analysieren, was wiederum den Prozess der Übersetzung des Bewusstseins darstellt, die aber hat nicht genug Worte hat, um eine wirklich genaue Übersetzung zu liefern. Es ist trotzdem möglich mit kleinen Kniffen, diese Kommunikation zu ermöglichen und zu fokussieren, damit doch genaue Ergebnisse möglich sind.

Das Symbol für das zu bearbeitende Problem kann alles sein: ein visuelles Muster wie z. B. ein Gesicht, ein Objekt oder auch nur eine Farbe. Es könnte aber genauso gut auch ein anderes Sinnesmuster sein: ein Geruch, ein Ton, ein Geschmack oder eine Berührung. Wichtig ist, dass der Klient versteht, **dass ein Symbol wirklich alles sein kann.** Machen Sie dies unmissverständlich klar.

Denken Sie immer daran, dass das Unterbewusstsein nicht nach logischen Gesichtspunkten arbeitet. Wenn es dies doch machen würde, würden Muster, die in unserer Kindheit und in anderen traumatischen Zeiten gebildet wurden, uns nicht mehr beeinflussen, wenn wir erwachsen werden. Das Unterbewusstsein könnte uns etwas zeigen, dass alles Rätselraten und Interpretieren des Bewusstseins nicht entschlüsseln könnte. Wenn wir mit ihm aber in seiner eigenen „Sprache" kommunizieren, können wir sicher sein, dass es zu einem Verstehen ohne Missverständnisse kommt, aber auch nur dann, wenn wir genau die gleiche Version der Weltsicht nutzen.

In Hypnose ist es leichter, mit Symbolen zu arbeiten. Das Erkennen basiert auf Energiemustern, wie jede Sinneswahrnehmung und wir können unsere Vorstellungskraft dafür einsetzen, sowohl auf diese Muster zugreifen, als auch sie zu verändern, egal, ob zeitlich begrenzt oder dauerhaft.

Wie wir diese Technik in einer Hypnose-Sitzung einsetzen können, ist die Einfachheit in sich selbst. Wenn beispielsweise an einer Angst oder Phobie gearbeitet werden soll, reduziere ich die generellen Sinneseindrücke und frage das Unterbewusstsein meines Klienten nach einem Symbol für diese Angst. Es kann vorkommen, dass das Symbol selbst ein wenig oder auch die volle Bandbreite der Angst auslöst. Das ist nicht immer der Fall und es ist auch egal, ob dies geschieht oder nicht.

Das Problem und die damit im Zusammenhang stehenden Emotionen nun zu verändern ist denkbar einfach: Verändern Sie das Symbol. Das können Sie in jeder Art und Weise machen, die Ihnen richtig erscheint. Ich ziehe es vor, es in die Hände meiner Klienten zu legen, das Symbol zu verändern. Oft lasse ich meine Klienten ein Symbol für das Ziel erstellen, um diese beiden Symbole dann miteinander verschmelzen zu lassen. Im nächsten Schritt geleite ich meine Klienten dann zu deren **perfektem Ort**, über den wir im nächsten Kapitel sprechen werden, und lasse das neue Symbol dort einen Ehrenplatz einnehmen. Und das ist es auch schon.

Schnell, einfach und effektiv.

PERFEKTE ORTE

Ich weiß nicht, wer diese Metapher geprägt hat, aber ich nutze diese zusammen mit direkten Suggestionen schon ewig. Ich mag dieses Vorgehen.

Mir wurde schon berichtet, dass dies der Arbeit von Traumwebern wie z. B. Imhotep im alten Ägypten, sehr ähnlich ist. Mich erinnert es auch an die Berichte von nordamerikanischen Indianern, wenn diese auf die Geist-Ebene reisen oder an die Aborigines, wenn diese einen Walkabout durchlaufen.

Was ich genau mache ist, dass ich den Hypnotisanden seinen eigenen Ort erschaffen lasse, seinen perfekten Ort. Dieser kann überall im Universum sein, zu jeder Zeit. Es soll sich dabei um einen Ort handeln, an dem sie sich sicher und beschützt fühlen, an dem sie zur Ruhe kommen können. An diesem Ort ist die Temperatur optimal, ebenso wie die Helligkeit. Alles an diesem Ort ist behaglich. „Nichts kann diesen Ort betreten oder verlassen, außer Sie selbst und meine Stimme.“

Diese Formulierung ist mit Absicht vage gehalten und soll den Hypnotisanden nicht führen. Der perfekte Ort sollte in Ihrem Klienten entstehen und nicht von Ihnen, in welcher Art auch immer, vorgegeben werden.

Es handelt sich um ein wirklich wundervolles Werkzeug.

Wir können diesen Ort nutzen, um die Erinnerungsfähigkeit zu erhöhen und lernen zu beschleunigen. Lassen Sie Ihren Klienten ein einzigartiges Behältnis erschaffen, in das sie alles hineingeben können, an was sie sich erinnern müssen. Ihr Klient kann für jeden Anlass ein neues Behältnis erschaffen.

Ich habe noch keine bessere Gedächtnisstütze erlebt. Ich vermute, dass es deswegen so gut funktioniert, weil wir sonst nie ganz bewusst etwas in unserem Kopf verstauen, an das wir uns später erinnern müssen. Wenn wir jedoch diese Technik nutzen, erschaffen wir ein geordnetes Ablagesystem; anstatt dass unser Geist etwas suchen muss, das sich irgendwo in unserem Gedächtnis befindet, kann direkt der richtige Ort der Erinnerung aufgesucht werden. Dies kann für alles eingesetzt werden, das Sie verankern wollen, nicht nur um Fakten zu lernen. Sogar Emotionen können so gespeichert und wieder aufgerufen werden.

Ein Freund sagte einmal zu mir, dass es eine Schande wäre, dass man Freude nicht in Flaschen abfüllen könne. Wenn man den perfekten Ort und ein Behältnis nutzt, ist dies durchaus möglich. Zumindest in Ihrer internen Realität ist dies möglich und, wenn wir mal ehrlich sind, das ist doch der Ort, an dem Sie wirklich leben. Erschaffen Sie diesen Ort und das Behältnis und füllen Sie dieses mit einem Gefühl von Freude und Glück.

Wie auch schon beim Symbolismus dürfen Sie bei dieser Technik keine Anleitungen zum perfekten Ort geben. Erklären Sie Ihren Klienten niemals, wie dieser Ort aussehen könnte oder sollte.

Meiner Meinung nach verbessert dies unser Gedächtnis ganz einfach deswegen, weil wir sonst nicht Dinge an bestimmten Orten ablegen, und somit später nicht wissen, wo genau wir nach der Information suchen müssen. Ein Behältnis für Informationen zu erschaffen gibt uns die Möglichkeit diesen Zusammenhang in einer Art und Weise herzustellen, die unser Unterbewusstsein versteht.

Ich nutze diese Technik auch, um Leuten zu zeigen, wie sie „**gute Gefühle in Flaschen abfüllen können**."

Sorgen Sie dafür, dass Ihr Gegenüber ein wirklich gutes Gefühl aus seiner Vergangenheit noch einmal erlebt – sogar manisch-depressive Personen haben ein solches Erlebnis in ihrer Vergangenheit. Sollte die Person trotzdem keines finden, dann kreieren Sie ein solches Gefühl. Geben Sie Ihrem Probanden einen Glücksschub und dann lassen Sie ihn dieses Glücksgefühl in sein Behältnis legen.

Wenn Ihr Klient nun eine Dosis Glücksgefühl benötigt, muss er nur sein Behältnis, also seine „Flasche Glück" öffnen. Ich weiß, dass das sehr simpel erscheint. Das liegt daran, dass es genau das ist und es wirklich wunderbar funktioniert.

MAGISCHE METAPHERN

Die Bildsprache ist der kreativste Weg, den hypnotischen Veränderungsprozess in Gang zu setzen. Es kann natürlich darüber diskutiert werden, ob wir nicht ohnehin immer mit Metaphern arbeiten, weil die Realität grundsätzlich subjektiv ist. Ich nutze Metaphern natürlich im Zusammenhang mit dem Symbolismus, dabei handelt es sich allerdings nicht um die erste Wahl in Bezug auf meine Arbeitstechniken. Es kann jedoch gut sein, dass Sie diese Technik als für sich stimmiger empfinden als die direkte Suggestion. Deswegen füge ich dies hier hinzu - für alle Fälle.

Eine Metapher ist in der Hypnose nicht einfach nur ein Satz, der etwas anderes darstellt, es ist viel mehr so, als wenn man eine Geschichte erzählt. Es handelt sich um eine Geschichte mit einer Moral oder einem Ergebnis, dass die benötigte Veränderung in einem Menschen hervorruft.

Vince Montgomery aus Swindon, einer der besten Naturtalente der kreativen Metaphern, die ich je in meinen Seminaren unterrichten durfte, nutzte die Metapher eines Flusses, in dessen Flussbett große Steine den freien Wasserfluss verhinderten, als Hilfe bei einem Klienten, der stotterte.

Im Vorgespräch zur Hypnose hatte Vince herausgefunden, dass sein Klient ein leidenschaftlicher Fliegenfischer war und nutzte die Gelegenheit des guten Gefühls, um seinen Klienten „ins Wasser" zu führen.

Vince suggerierte dann, dass Steine den Wasserfluss blockieren würden und das Wasser wie Worte wäre.

Der Klient befreite den Fluss von den Steinen, damit dieser wieder frei fließen konnte. Dabei leistete der Klient tatsächlich schwere Arbeit und tat so, als würde er die Steine aus dem Fluss heben. Mit ein oder zwei Steinen hatte er richtig viel zu tun. Am Ende dieses Prozesses und der Sitzung konnte der Klient dann völlig ohne stottern, laut und klar sprechen.

Es sollte inzwischen klar sein, dass so gut wie alles, was wir machen eine Metapher ist. Der perfekte Ort ist eine Metapher. Die Behältnisse dort sind Metaphern für unser Gehirn. Entspannung ist eine Metapher, ebenso wie der induzierte Schlaf, den viele Menschen im Sinn haben, wenn sie an Hypnose denken.

Eine Metapher ist also eine Geschichte oder imaginierte Situation, die die innere Realität des Hypnotisanden darstellt. Klingt ein bisschen nach Symbolismus, oder? Der Unterschied hierbei besteht allerdings darin, dass die Metapher diesmal von Hypnotiseur vorgegeben wird.

Dies ist der einfachste Weg, um mit Kindern zu arbeiten. Während die Metapher bei einem Erwachsenen am Bewusstsein vorbei geschmuggelt werden muss, ist das kindliche Bewusstsein immer für eine Geschichte bereit.

Der Trick bei diesen kleinen Personen ist es, die Geschichte erkennbar zu gestalten.

Finden Sie heraus, was das Kind am liebsten im Fernsehen sieht, welches Videospiel es bevorzugt oder auch, welches Buch es am meisten mag.

Machen Sie sich mit diesem Medium vertraut, damit Sie ein Gefühl für das Programm, Spiel oder Buch bekommen, mit all den beliebten Charakteren und Helden darin. Nutzen Sie dann eine Situation, in der die benötigte Veränderung erwirkt werden kann und entsprechende Anker gesetzt werden können.

In einem Kurs kam Vitalijs aus Lettland aufgrund von kulturellen Unterschieden nicht weiter. Er hatte jedoch mit seinem Hypnotisand zuvor über die gemeinsame Liebe zur Musik gesprochen und Vitalijs begann die Worte eines Liedtextes, den er kannte zu rezitieren. Das wirkte wie ein Zauberspruch, weil es dem Unterbewusstsein seines Hypnotisanden sehr gefiel und so wurde mit „Up where we belong" Probleme mit Höhe wundervoll behandelt. Wir sind von Metaphern umgeben. Für Wachstum könnte man einen Baum nutzen, um die Auswirkungen von Stress loszuwerden ein Gummiband und die Gebrüder Grimm und Walt Disney haben uns eine ganze Bibliothek metaphorischer Geschichten zur Verfügung gestellt, die alle praktischerweise mit Moral und Metaphern nicht geizen.

Um zu entscheiden, welche Metapher am besten zu Ihrem Klienten passt, finden Sie einfach dessen Leidenschaften heraus und nutzen Sie diese.

Das Folgende wurde von einem Kollegen der Akademie, Cat Milton, in unserer Yahoo Diskussionsgruppe im Internet gepostet:

„Ganz einfach, ich finde heraus, welche Leidenschaften meine Klienten haben.

Eine 54 Jahre alte Frau (Probleme mit dem Autoimmunsystem) mochte Patrick Stewart (Star Trek!!) sehr gerne.

In Hypnose ließ ich sie Patrick Stewart visualisieren, der ihrem Immunsystem befahl, die Gesundheit wieder herzustellen und in Balance zu halten.

Ich verband die Sitzung mit ihrem Lieblingsmusikstück und der Anweisung, dass, wenn sie zu Bett geht und diese Musik hört, ihre Gesundheit immer besser und besser werden würde.

*Es überrascht nicht wirklich, dass sie als eines der ersten Dinge nach Verlassen des Krankenhauses verlassen hatte, sich Patrick Stewart in einem Theaterstück in London ansah! *kicher*. Eine andere Klientin malte leidenschaftlich gern Meereslebewesen – Fische, Muscheln, usw. Besonders mochte sie Seepferdchen, also bauten wir in Hypnose eine Armee von Seepferdchen auf, die durch ihren Körper schwammen und diesen so reparierten. Die Sitzungen fanden einmal wöchentlich über einen Zeitraum von zwölf Wochen statt, danach war sie wieder dazu in der Lage Vollzeit zu arbeiten, nachdem sie neun Jahren mit einer lähmenden Krankheit gelebt hatte – und sie hat eine schöne Sammlung an Gemälden von Seepferdchen, mit denen Sie ihren Fortschritt in den Wochen ihrer Genesung darstellte.*

:-) Cat"

Metaphern umgeben uns überall, vom Weihnachtsmann bis Willi Wonka und es ist eine sehr elegante und nützliche Art, Suggestionen zu geben.

EINFACHE LANGZEIT-PROBLEMLÖSUNG

Eine der schwierigsten Dinge für Hypnotherapeuten und Psychologen ist es, die eigene Perspektive loszulassen, besonders die zeitliche.

Das Problem ist, dass wir ständig bewerten, wie gut oder schlecht wir uns fühlen in Bezug auf die von uns wahrgenommene Zeitlinie. Und natürlich legen wir den gleichen Maßstab im Vergleich mit anderen Menschen an. Die menschliche Natur sorgt dafür, dass wir alles oberhalb unserer Zeitlinie als weniger bedeutend empfinden als das, was sich unterhalb unserer Zeitlinie befindet.

Gesellschaftlich gesehen bringen wir Menschen, die älter als wir selbst sind und entsprechend schon mehr Zeit auf diesem Planeten verbracht haben, Respekt entgegen, egal ob diese Menschen in ihren jeweiligen Leben wirklich etwas vollbracht haben, was unseren Respekt verdient. Auf der anderen Seite können wir uns noch so sehr bemühen, aber Erwachsene schauen immer auf Kinder herab und das nicht nur physisch. Ich weiß, dass viele Erwachsene sich wirklich Mühe geben, Kinder als kleine Erwachsene zu behandeln, was meiner Meinung nach völlig verkehrt ist, aber tief in uns, wissen wir, dass Kinder noch viel zu lernen haben und in Bezug auf unsere Zeitrechnung können wir deswegen so einfach mit ihnen umgehen, weil deren Zeitlinie noch nicht so lang und wichtig ist, wie unsere eigene. Sie sind einfach noch nicht lange genug da.

Wir neigen dazu, dieses Denken auch auf unser Verhalten und Probleme anzuwenden. Wenn wir also schon lange etwas mit uns herumtragen, muss dies komplexer und schwieriger loszuwerden sein. Wir geben ihm Bedeutung und respektieren es, egal, ob es etwas für uns getan hat. Wenn also etwas schon lange in uns ist, ist es nur logisch, anzunehmen, dass es auch eine lange Zeit dauern wird, es wieder loszuwerden. Das kann ich aus meiner Erfahrung heraus nicht bestätigen.

Meiner Meinung nach heißt „alt" nicht gleichzeitig „kompliziert".

Ich denke, um wirklich einschätzen zu können, wie lange oder wie schwer es ist, ein Problem zu eliminieren, muss man sich vor Augen führen, wie lange es gebraucht hat, um zu entstehen. Ein Verhalten wächst nicht, ebenso wächst auch kein Glaubenssystem. Unsere emotionalen Muster benötigen nur einen Augenblick, um sich zu bilden.

Ich weiß, das könnte schwer annehmbar für Sie sein. Hauptsächlich deswegen, weil Sie in der Schule durch Wiederholungen gelernt haben. Also haben Sie angenommen, dass das Muster für Lernvorgänge Wiederholung heißt. Dieses Muster ist aber falsch. Meiner Meinung nach lernen Sie, wenn Ihr Unterbewusstsein zum Zeitpunk des Lernvorgangs dominant ist. Dies ist dann die Zeit, in der Sie offen für Suggestionen sind und wenn diese akzeptiert werden, wird das Muster gebildet.

Natürlich sind Lehrer keine ausgebildeten Hypnotiseure, oder wissen genau, was eigentlich geschieht, also müssen sie weiterhin mit Wiederholungen arbeiten. Früher oder später werden die Kinder schon in einem Zustand sein, in dem sie das Muster, das ihnen gegeben wird, akzeptieren. Das heißt allerdings auch, dass, wenn wir es nicht schaffen, die Kinder für ein Thema zu begeistern, oder sogar eine Leidenschaft dafür zu entfachen und sie so in Hypnose versetzten, wird keine Wiederholung dazu führen, dass sie etwas lernen. Es wird sie nur langweilen.

Denken Sie an sich selbst zurück: Bei was hatten Sie die meisten Probleme, es zu lernen? Waren das die Fächer, die sie leidenschaftlich gern hatten oder das Zeug, das sie als profan empfanden? Wir können uns immer sehr viel besser an Ersteres erinnern.

Ich kann mich noch daran erinnern, dass mir mit acht oder neun Jahren das Weihnachtslied „All through the night" auf walisisch im Papageienstil beigebracht wurde. Doch auch wenn ich damals jede Silbe kannte, kann ich mich heute an kein einziges Wort mehr erinnern. Fordern Sie mich hingegen dazu auf „Love me do" von den Beatles zu singen, verschandle ich es fröhlich von Anfang bis Ende.

Ich benötigte Wochen, um das Weihnachtslied zu lernen, hingegen musste ich den Popsong nur ein- oder zweimal hören. Das Weihnachtslied war harte Arbeit, der Song der Beatles hingegen ein Kinderspiel.

Diesen Song zu lernen dauerte jedoch länger als es dauert eine Phobie zu entwickeln und wahrscheinlich ist genau das der Grund, warum eine Phobie so viel Macht hat, weil keinerlei Bedenken bestehen, dass sie da ist.

Ungewöhnlicherweise stimmt meine Erfahrung mit der psychotherapeutischen Theorie überein, dass es einen **Auslöser** für jedes Verhalten gibt und dass dieser Auslöser eine Suggestion darstellt. Wird diese akzeptiert, wird sie zur internen Realität und somit zu einem Muster für das Verhalten oder ein Glaubenssystem.

Ich erinnere mich noch daran, dass einer meiner Brüder mir erzählte, dass ein Monster im Kleiderschrank unserer Mutter lebte. Von diesem Moment an wollte ich für Jahre das Schlafzimmer meiner Mutter nicht mehr betreten, solange die Tür des Kleiderschrankes offen war.

Diese Suggestion benötigte keinerlei Wiederholung, damit sie real und stark oder langlebig wurde. Ich war von dem Moment an, bis zu dem Zeitpunkt, ab dem die Realität erneut verändert wurde in Form von einem Hammer und einem neuen Kleiderschrank, verängstigt.

Ehrlich gesagt fühle ich mich heute noch immer nicht ganz wohl, wenn im Schlafzimmer eine Schranktür offen steht. Vielleicht sollte ich einen Hypnotiseur konsultieren?

Es hat sich einfach die Ansicht etabliert, dass es sehr viel schwerer sein kann, ein unerwünschtes Verhalten loszuwerden, dass man schon lange pflegt und dass solche Verhaltensweisen mit der Zeit sogar an Stärke gewinnen. Wenn dies wirklich zuträfe, würde es einen immensen Zeitaufwand bedeuten, dieses Verhalten wieder loszuwerden. Man könnte also folgende Gleichung aufstellen: zeitliche Länge des Bestehens der Verhaltensweise = Größe der Schwierigkeit bei deren Eliminierung = Zeitaufwand für die Eliminierung. Demnach würde eine über 30 Jahre alte Verhaltensweise durchaus ein paar Sitzungen benötigen, um sie loszuwerden.

Meiner Meinung nach sollten Hypnotiseure jedoch folgende Gleichung nutzen:

Länge des auslösenden Ereignis = Zeit für die Eliminierung.

Wenn eine Phobie in einem Augenblick entstehen kann, sollten wir in der Lage sein, diese auch in einem Augenblick zu entfernen, weil wir den gleichen Prozess nutzen, der zur Entstehung geführt hat. Dies kann auf alle anderen emotionalen Zustände übertragen werden. Es ist auch deutlich einfacher, so zu arbeiten. Ich betone dies auch immer in meinen Fortgeschrittenenkursen: Alt heißt nicht schwer!

Aus diesem Grund sehe ich auch keinen Zusammenhang zwischen dem Zeitraum, in dem ein Problem bereits bestanden hat und der Schwierigkeit bei dessen Entfernung. Wenn Sie diese Ansicht teilen, werden Sie feststellen, dass sie auch an sehr komplexe und kniffflige

Fälle mit sehr viel mehr Selbstvertrauen herangehen. Dies wird sich in Ihrer Effizienz und auch in der Schnelligkeit, mit der sich der Erfolg einstellt niederschlagen.

Außerdem sollten Sie immer im Kopf behalten, dass es für das Unterbewusstsein keine Zeit gibt. Das ist der Grund, warum wir kein Zeitgefühl haben, wenn wir ein Trauma, emotionalen Überschwang, Schlaf oder Hypnose erleben. Das Bewusstsein nutzt das Konzept Zeit, aber in unserer inneren Realität gibt es nur das Jetzt. Für das Unterbewusstsein hat also auch ein bereits lange bestehendes Problem gerade erst angefangen, nur eben in einem anderen Jetzt.

Sie können also mit der einzigen Geschwindigkeit arbeiten, die die Lichtgeschwindigkeit übertrifft, und das meine Freunde ist die Geschwindigkeit der Gedanken. Warum sollten wir langsamer arbeiten?

HYPNOSE-SPIELE

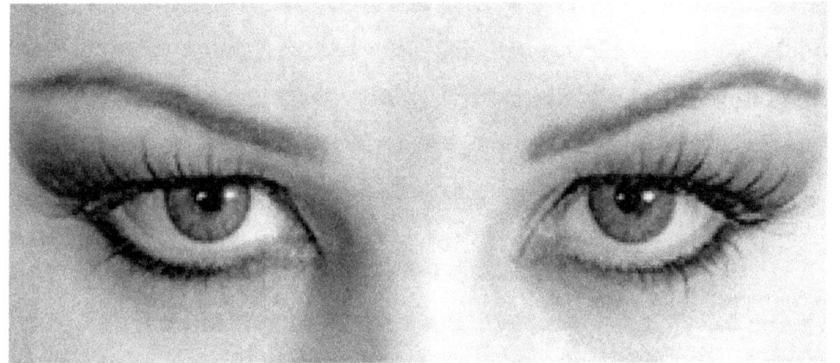

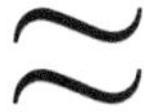

Hypnose kann auch eine erleuchtende und/oder amüsante Ablenkung von den alltäglichen Pflichten und Leistungsdruck sein, mithilfe der man mit seiner faszinierenden und sich ständig bewegenden Kreativität spielen kann.

Ich weiß, dass es manchen Therapeuten jetzt kalt den Rücken herunterläuft, weil sie sich nicht sicher genug fühlen, um Hypnose für etwas Spielerisches einzusetzen und dies als Untergrabung ihrer Wirksamkeit sehen. Ich persönlich habe das nie so empfunden. Mit Hypnose Spaß zu haben und diese weiter zu erforschen, haben meiner Erfahrung nach sehr zu meinem Ruf und auch meinem Klientenstamm beigetragen.

Wir reden hier nicht von Bühnenhypnose, denn hier geht es nicht darum, Zuschauer zu unterhalten. Vielmehr geht es darum, dass der Hypnotiseur seinem Hypnotisanden die erstaunliche und wundervolle Welt alternativer Realitäten zeigt, die wir alle zu unserem Vergnügen erschaffen können.

Das ist wie Tagträumen unter Einfluss von Anabolika und könnte durchaus eine wertvolle Ergänzung des Angebots für Klienten sein, die Hypnose nur erleben wollen und keine Heilung oder Therapie brauchen.

Bevor jetzt mein inneres Bild von einem Hypnotherapeut-Psychotherapeut, der eine Waffe lädt, Realität wird, lassen Sie mich klarstellen, dass Flucht vor den ganz normalen Alltagsleben die absolute Norm für den durchschnittlichen Menschen ist. An solch einer Ablenkung ist absolut nichts Verwerfliches.

Zu spielen ist sogar eine sehr gesunde Art mit Stress umzugehen, und ich brauche wohl kaum weiter zu betonen, dass Kinder durch Spielen in den ersten fünf bis sechs Lebensjahren mehr lernen, als danach in der Schule, in der sie eine Arbeitseinstellung entwickeln und ihre Spieleinstellung verlieren. Die Fähigkeit, unsere innere Realität zu kreieren und unsere Vorstellungskraft zu nutzen ist es, was uns von anderen Lebewesen abgrenzt und Hypnose kann genau dafür eingesetzt werden.

Vielleicht wurde unser Unterbewusstsein genau dafür erschaffen: Um an diesem erstaunlichen Ort, den wir Universum nennen zu spielen und Erfahrungen zu sammeln.

Wir tagträumen, spielen Spiele an unseren Computern, sehen fern und wir lesen natürlich auch Bücher. Wir schreiben sogar Bücher und kreieren so etwas Wunderschönes aus einer absolut inaktiven und leblosen Substanz. Wenn wir nicht unsere eigene Realität erschaffen, erleben wir in der Regel die von jemand anderes.

Dabei ist absolut nichts Schlimmes an der Flucht, solange die dafür gewählte Methode nicht schädlich für den Flüchtenden ist, wie z. B. wenn sich dieser die Wiederholung der Fernsehserie „Friends" ansieht. Ich spiele hier natürlich auf den Gebrauch von Drogen an. Und ich meine nicht nur die großen „illegalen" Drogen.

Alkohol, Tabak, Kaffee und viele andere Substanzen werden dazu genutzt, die Flucht anzutreten oder die „Realität" erträglicher zu machen. Auch dies ist eine absolut individuelle Entscheidung vorausgesetzt, dass sie sonst niemandem schadet, was aber leider bei den oben genannten allzu oft der Fall ist.

Ob dies nun unangebracht ist oder nicht, ist natürlich absolut subjektiv, aber lassen Sie uns einen Moment davon ausgehen, dass die meisten Menschen mit einem Problem zu einem Hypnotiseur kommen, das als unangebracht angesehen wird. Dieses Buch ist für Hypnotiseure, und auch wenn Sie niemals Ihre Realität anderen aufbürden sollten, müssen Sie irgendwo einen Standpunkt beziehen. Das Bild von einem Hypnotiseur, der auf einem Zaun sitzt, schreckt mich ab. Doch lassen wir dies beiseite und sehen uns an, was Sie den Klienten anbieten könnten, die daran interessiert sind die Möglichkeiten der Hypnose und ihre eigenen Fähigkeiten sowohl imaginär als auch sinnlich zu erfahren.

Ein drogenfreies „High".

Eine Standardnummer bei britischen Bühnenhypnotiseuren ist es, dem Hypnotisanden zu suggerieren, dass dieser eine Substanz raucht, die ihn ordentlich in Schwierigkeiten bringen könnte, wenn ein Polizist dies mitbekäme. Mit anderen Worten handelt es sich um Marihuana bzw. einen Joint. Interessant ist, dass die Reaktionen der Hypnotisanden in meinen Bühnenshows sehr ähnlich denen waren, als hätten sie tatsächlich die Pflanze geraucht. Mir wurde auch berichtet, dass der beim Hypnotisanden erzielte Effekt ebenfalls gleich ist. Wir reden hier natürlich nur von der Erfahrung, da dem Körper offensichtlich keine Substanzen zugeführt werden.

Erinnern Sie sich daran, dass der Hypnotisand dazu in der Lage sein muss, sich die suggerierte Realität vorzustellen. Wenn Sie mit solchen Suggestionen experimentieren, können Sie genau sehen, wenn Sie wissen, auf was Sie achten müssen, wer wirklich schon damit Erfahrungen gesammelt hat und wer nicht. Wenn Sie Ihre Probanden hinterher nach der Erfahrung befragen, berichten jedoch alle von der gleichen Gefühlsmischung aus Euphorie und Entspannung, die diese Substanz anscheinend erzeugt. Mir wird es davon nur schlecht aber ein imaginiertes High dekoriert die Zimmerwände wenigstens nicht mit Erbrochenem.

Ich lasse Ihr Unterbewusstsein einfach mit dem Potenzial dieses

Experiments spielen. Die Vorteile, diese Erfahrungen machen zu können, ohne auf den Gebrauch der oft suchterzeugenden Substanzen zurückzugreifen, sollte offensichtlich sein. Viele Menschen haben solche Mittel bereits in ihrer Vergangenheit genutzt, um ihre Kreativität zu steigern, oder aus ihrer normalen Realität zu flüchten. Tatsache ist, dass ein sehr großer Anteil kreativen Denkens und Erfindungsreichtums durch den Einsatz solcher Mittel erst möglich wurde.

Es gibt sehr viele sehr schöne Erfahrungen, die durch die gesteigerte emotionale Reaktion von Geist und Gehirn profitieren können. Ein Besuch im nächsten Freizeitpark demonstriert ganz einfach, wie Angst, die definitiv stärkste Emotion, ebenso vergnüglich wie gefährlich sein kann. Wir machen sogar noch vieles, um diesen Effekt noch zu erhöhen. Und auch wenn uns ganz klar gesagt wird, dass wir unsere **„Hände in der Gondel halten"** sollen, befolgen wir diese Anweisung nicht unbedingt, oder?

Wie viele von uns haben langweilige Stunden in schier endlosen Warteschlangen vor der besten Attraktion verbracht und uns an Geschichten darüber erfreut, wie oft das Fahrgeschäft schon defekt war, dass Tausende Menschen dadurch bereits verstümmelt wurden und eine Katze während des Betriebs zermalmt wurde? Dabei handelt es sich um eine suggestive Metapher in Reinform.

Hypnose kann dazu verwendet werden, dies alles zu erleben ohne die lange Wartezeit und ohne Verletzungsgefahr für Katzen. Die Frage ist nur: Sollten Sie Geld verlangen für eine Spiel- oder Spaßhypnose?

Warum nicht?

Nicht jeder ist physisch oder psychisch krank und ich sehe absolut keinen Grund dafür, warum Hypnose nur als Mittel der Heilung eingesetzt werden sollte, wenn man es doch für noch so vieles mehr nutzen kann.

Als Hypnotiseur, nicht als Hypnosetherapeut, finde ich es immer wieder hochinteressant, dass es einen lukrativen und faszinierenden Markt gibt, der, geschäftlich betrachtet, großteilig ungenutzt bleibt. Das „Spiel", das von den Erwachsenen der Mehrheit aller Länder und Kulturen, jedenfalls den westlichen, bevorzugt wird, ist die Erforschung der eigenen Sexualität.

Ohne Zweifel kann die Hypnose dazu genutzt werden, physische Reize zu intensivieren und auch zu verlängern und somit diese sehr beliebte Freizeitgestaltung noch genusserfüllter zu gestalten.

Halten Sie sich nur vor Augen, dass diese Industrie, die sich rund um Sexspiele gebildet hat, inzwischen jedes Jahr Milliardenumsätze macht. Das liegt nicht daran, dass es eine ganze Menge Perverser gibt, sondern, dass es Milliarden Menschen gibt, die Sex mögen. Warum sollte also Hypnose nicht auch für jene angeboten werden, die den Zustand erhöhter Emotionen und physischer Reize mögen? Ich bin der festen Ansicht, dass Spaß und Unterhaltung, Flucht und Spiel die wahrscheinlich besseren therapeutischen und vorbeugenden Wege sind, als klinische Herangehensweisen.

Aus diesem Grund sollte der Spielaspekt hypnotischer Suggestionen deutlich mehr genutzt werden. Alles, was Sie dafür machen müssen, ist die Hypnose herzustellen, Anker für welches Ziel auch immer zu setzen und zu spielen.

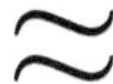

Weitere Informationen zu englischen Veröffentlichungen von
Jonathan Chase oder zu den deutschen Ausgaben, sowie zu
weiteren Produkten und Programmen finden Sie auf:
JonathanChase.com

Tanja Litzenberger

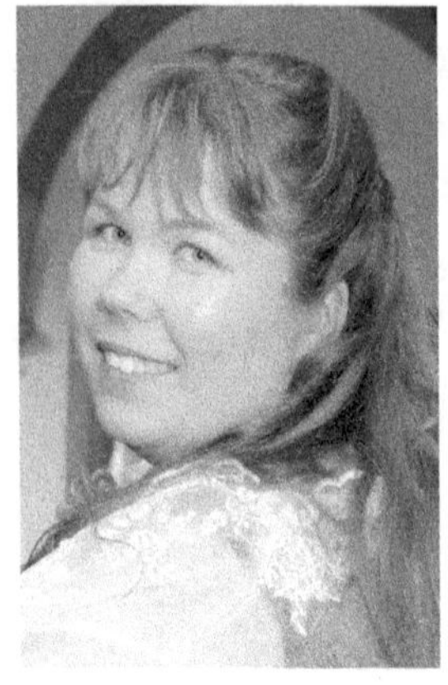

wurde 1976 in Köln geboren.
Schon während der Grundschulzeit wurde ihr Interesse an der Hypnose durch Berichte und Zeitungsartikel geweckt. Dieses Interesse hat sie bis heute aufrechterhalten und zu ihrer Leidenschaft gemacht.

tanjalitzenberger.wordpress.com

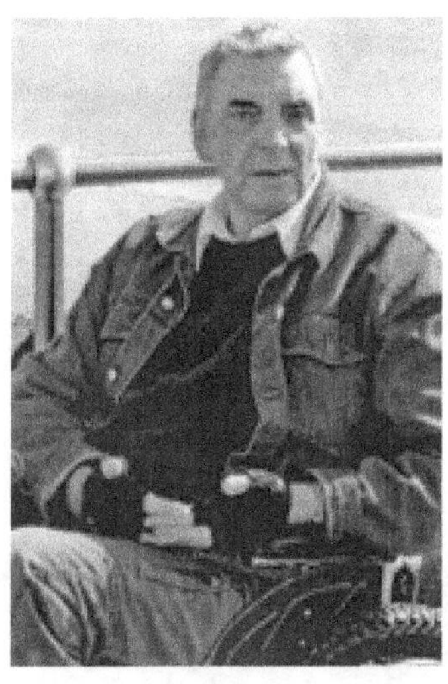

JONATHAN CHASE
JonathanChase.com

Während seiner mehr als 30 jährigen Karriere stand Jon an der Spitze des Fachgebietes Hypnose. Mit seinen Leitworten Seriosität und Nutzen im Hinterkopf, entwickelte er Programme für die Academy of Hypnotic Arts, die all die wichtigen Fähigkeiten, Unterhaltungs- und Präsentationseigenschaften für die Bühne, sowie die Welt des Motivationstrainings, persönlicher Entwicklung und Hypnose zu Heilzwecken vermitteln sollten und gestaltete diese sowohl informativ als auch unterhaltsam..

Jon wurde Bühnen- und beratender Hypnotiseur, Mentalist, Autor und Fernsehpersönlichkeit nachdem seine Karriere als Krankenpfleger ein schnelles Ende fand, als bei ihm eine neuromuskuläre Behinderung festgestellt wurde.

Seine Behinderung überwindend, machte er sich einen Ruf als leidenschaftlich innovativer, auf Erfahrung abstellender Lehrer und Entwickler auf dem Feld der Hypnose.

Sein sachlicher und direkter Stil spiegelt sein Lieblingszitat wieder, welches von Albert Einstein stammt: „Man muss die Dinge so einfach wie möglich machen. Aber nicht einfacher."

Jons erfrischend leichte und gleichzeitig umfassende Herangehensweise an die Kunst der Hypnose und menschliches Verhalten können Sie auf seinem Blog JonathanChase.com weiter verfolgen

www.ingramcontent.com/pod-product-compliance
Lightning Source LLC
Chambersburg PA
CBHW051101050726
47592CB00002B/620